回望中医

陈文垲 著

中国中医药出版社
·北京·

图书在版编目(CIP)数据

回望中医/陈文垲著. —北京：中国中医药出版社，
2015.11
ISBN 978-7-5132-2773-5

Ⅰ.①回… Ⅱ.①陈… Ⅲ.①中医学 Ⅳ.①R2

中国版本图书馆 CIP 数据核字(2015)第 225468 号

中国中医药出版社出版
北京市朝阳区北三环东路 28 号易亨大厦 16 层
邮政编码 100013
传真 010 64405750
三河西华印务印刷有限公司印刷
各地新华书店经销
*
开本 880×1 230 1/32 印张 6.875 字数 109 千字
2015 年 11 月第 1 版 2015 年 11 月第 1 次印刷
书号 ISBN 978-7-5132-2773-5
*
定价 20.00 元
网址 www.cptcm.com

如有印装质量问题请与本社出版部调换
版权专有 侵权必究
社长热线 010 64405720
购书热线 010 64065415 010 64065413
微信服务号 zgzyycbs
书店网址 csln.net/qksd/
官方微博 http://e.weibo.com/cptcm
淘宝天猫网址 http://zgzyycbs.tmall.com

走进经典，

　走进自然，

　　走进临床，

　　　走进知识的海洋，

　　　　走向未来。

自 序

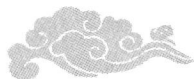

　　2006 年发生了一次因否定中医而引起的大争论,中医被贬低得一钱不值,促使大家来思考中医。现在 8 年多过去了,国人对中医的热情高涨,但也夹杂着些许盲目,反对的声音时有所闻,如何看待中医,依然是一个社会问题。如果中医真的无用,让他消失掉也算是一个进步;如果中医有宝藏,在我们手中毁掉就是罪过了。

　　我从 1960 年开始学习中医,大学毕业后一直没有离开过临床,也从事中医教学、科研工作,对中医算是有所了解吧!出于职业习惯,总会思考中医的一些问题。经历了半个多世纪,我把自己对中医的感受说出来,希望为营造中医发展的良好社会氛围做点事,希望对读者把握中医有所帮助。

陈文垲

于南京仙龙湾
2015 年春夏之交

前 言

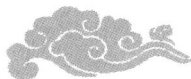

　　回忆过去,得出点感悟也许是该做的功课,所以我写了这本书。

　　为了不耽误读者的宝贵时间,我尽量简略,许多问题点到为止。第一章是个前提,关于标准问题。判断中医的是非,拿现有的所谓科学体系或者西医做标准是有不足的,不能这样做。那么什么是标准呢? 个人以为,首先在于实践意义,医学毕竟是应用学科,让人过得舒服,活得长是最终目标,能解决问题就有他的道理。当然,作为一个学科,还得有理论体系,否则便不能称之为"学",所以需要谈谈中医的基本理论,于是写了第二章。中医理论虽然古老,但有合理的内核,比如"天人合一"的整体观,崇尚自然的顺应观,阴阳学说的辩证观等等。中医在自然哲学观念的指导下,形成了自己的医学理论。这里有两个重点,一个是藏象,一个是病机。我认为,中医的藏象学说是一个强调功能的功能结构生理病理模型。以功能为核心的认知方式,使中医走上了与西医不同的发展道路,这当然是社会文化背景不同的必然结果。中医的病机理论主要导源于阴阳学说,但又有所发展,表里、寒热、虚实,加上辨证论治的随时间演变,构成了中医病机的四维框架,并演绎成以八纲为核心的多层次病机体系。说中医绕不过张仲景,因为主要是他搭建了中医从理论到临床的这座桥。张仲景有多方面的杰出贡献,但我们常常只重视他的辨证论治和经方,实际上开启辨病治疗也是张仲景的重要贡献,这就是第三章的内容。到了汉代,中医的基本格局便已成形,由于理论框架基本合理,使中医数千年没有发生大的偏差,发育成了参天大树。有效的实践积累是中医的血肉,是中医可贵的另一个主要原因,没有实践的有效性,理论只能是空谈,第四章便简略地叙述了这一内容。作为一门古老的医学,走到今天,能在生命科学的最高层次里没有消亡就已经是奇迹了。不能说中医没有缺点,中医受到西医的挑战是必然的,中医的发展的确到了关键时刻!我们应该怎样抉择呢?这当然需要对中、西医进行一番比较,所以就有了第五章十一个方面的叙述,应该说这些内容都是涉及根本的问题。我的看法是,中西医各有千秋,需要取长补短,共同向更高层级的医学发展,而不是决斗场上的双方。讨论理论问题,目的还是为了实用,因此我安排了第六章的内容。中医认为与疾病斗争的主体是患者，医生要做的是审时度势，用正确的方式帮助患者，使疾病向好的方向发展。既然中医临床有他的内在特点，那么如何选择中医，患者怎样参与中医的医疗活动，就有其特殊的地方。因此，本章里我着重谈了我们如何在就医时做一个明白人，如何做到医患互动，当然也涉及了许多一般性的知识，供读者参考。

这本书，如能引起理性的争论，那是我乐见的；如能引发思考，是我希望的；如能对读者，特别是对中医青年学子、年轻医师和热爱中医的社会人士有所帮助，是对我的最大奖励。个人学识有限，不当之处在所难免，敬请提出宝贵意见。谢谢每一位阅读此书的人！

陈文垲

2015 年 5 月 8 日

目 录

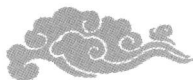

这次写作与中医命运的争论有关,那就从这里说起吧!

第一章
中医新生命

一、命运多舛

中国历史进入近代，包括西医学在内的西方文明不断传入中国，中医便不断受到挑战与非议，从近现代到当代，反对中医，取缔中医的声音不绝于耳。1879年，名儒俞樾先生就发表《废医论》，主张废医存药。1929年，中华民国国民政府卫生部第一届中央卫生委员会通过余云岫等提出的《废止旧医案》。中华人民共和国成立之初，原卫生部副部长王斌就说：中医是封建医，应随封建社会的消灭而消灭。最近的一次反中医始于2006年，一个叫张功耀的人发表《告别中医中药》的文章，不但彻底否定中医，连中药也一同打倒，他认为中医连伪科学都不够格，当然应该废除。呼应者不在少数，从国内到境外，从院士到普通人。每次反对声都激起了中医界的抗争和社会的关注，而后似乎又风平浪静。在最近的这次风浪中,支持和反对中医的双方形成了严重的对立,展开了境内外的大辩论,甚至影响到社会的安宁,最后还是卫生部(现为国家卫生与计划生育委员会)出来说话才得以平息,否则还不知道会是什么结果。但我深信事情并未结束,还有下一次在等着。

"反中医"与"中医热"交替出现,这本身说明了两个问题:第一,中医有生命力,其中必有合理的部分。第二,中医有容易被攻击,被非议的地方。换言之,中医有缺陷,有不足。

想打倒中医的人他们到底反对些什么?一是认为中医的理论与现代的科学理论格格不入,完全站不住脚。二是认为中医的疗效经不起推敲,是刻意做成的骗局。三是认为中药是异物、污物、毒物,坑害患者。其核心就是拿建立在现代科学体系基础上的西医来衡量中医,中医完全不合格,而科学即真理,不科学便是谬误,自然应该铲除。

看来,首先应该弄清楚,以现有科学体系为标准来评判中医是否恰当。所以,我们得先讨论一下科学与真理的关系。

二、科学等于真理吗?

反对中医者最主要的论点是中医不科学,而不科学的东西应该被打倒。在他们看来,科学是判断事物正确与否的唯一标准,科学被赋予了绝对真理的属性。这种观点值得商榷。

科学固然伟大,但在一定意义上讲"科学"也是人类的创造。"科学"一词是人界定和使用的一个名词,到今天也没有一个准确的定义。中文的"科学"二字,来源于英文中的"science",据说是康有为从日本人那里引进的,指人的知识和学问,可见科学本来并不具有神圣的真理属性。

说到科学,主要是指自然科学(本文采用此概念),包括数学、物理、化学、生物等等,是人类认识自然规律的表达。科学技术给世界带来了翻天覆地的变化,极大地造福了人类,我们无时不沐浴在科学的阳光之中。因此,我们经常把科学知识当成唯一正确的东西,把科学方法作为是唯一正确的认知方法,逐渐地科学成了正确的代名词,科学被赋予了毋庸置疑的绝对真理属性。将科学神圣化是欠妥的,依据是不充分的。第一,科学有边界。科学体系无论怎么发展也不可能尽善尽美,也有无能为力的事。比如,在微观世界,现代物理学有一个测不准的重要定律,大意是说:一个微观粒子的某些物理量,比如位置和动量,不可能同时具有确定的数值,其中一个量越确定,另一个量的不确定程度就越大,因而不能同时准确测定，这是从微观而言。科学在宏观世界，也有盲点，比如在大爆炸的起点——宇宙奇点，现有的一切定律都不起作用了。当然，对于宇宙的过去和将来，对大爆炸还有争论。我们难以弄清楚上面这些高深的理论，但它却明确告诉我们，即便在物质世界里，科学也是有边界的，也有办不到的事。从根本上看，人能否穷尽养育自己的自然，这本来就是一个令人困惑的问题。第二，研究物质世界的自然科学，对于精神世界未必灵验。如果说存在决定意识，物质对精神有影响，因此就认为研究物质世界可以完全打开精神世界的大门，也许就大错特错了，哪一种精神现象我们能从纯物质的角度完全解读清楚呢？我们不知道或者不完全知道人为什么必须睡觉；我们也不知道明明活得好好的，有人就是要自杀；我们说不清楚贾宝玉为什么就偏偏爱林黛玉而不喜欢薛宝钗，于是乎说"爱一个人还需要理由吗！"在精神世界中，是不可能完全用"科学定律"来解决问题的。第三，科学永远都在路上。起源于希腊的现代科学体系，经历了不断更新的漫长发展过程，而且永远都在继续发展的路上。所以，现在认为正确的东西，在未来或许是有缺陷的，也许根本就是错的，比如爱因斯坦就超越了牛顿，而爱因斯坦也不是顶点。第四，科学结论离不开环境条件。随着空间的变化，在这里是对的,换个场所未必就对。我们还记得我国第一位女宇航员刘洋在太空中做的实验吧！这在地面也一样吗？春秋时晏子使楚时就说过,"橘生淮南则为橘,生于淮北则为枳""水土异也",这个经典故事早就告诉我们,事物随环境而变迁的道理。第五,有规律,也有例外。大家都知道热胀冷缩是一个普遍的规律,那么温度越低,物体的密度就应该越大,同是液态的水,却在4℃时密度最大。水的反膨胀现象使冰封的下面生趣盎然,否则南北极不是死寂一片吗？很可能整个地球都不是现在这个样子。水的这种属性是大自然给予所有生命的慷慨馈赠,我们对此虽然有所解释,但并不真正知其所以然。都说蛋白质是生命的存在形式,但蛋白质承载生命是有条件的,比如温度高了,蛋白质会变性,生命无法存活,我们用的体温表最高温度就设置在42℃,换句话讲,人发热到42℃以上基本上是没命了。按照这样的规律,我们无法想象在海底火山口超高温的环境下还可以有鲜活的生命存在,庞贝虫就可以在近100℃的高温和若是人类早就被压扁了的高压海底中生活,据说耐受恶劣环境的生物中庞贝虫还只是世界亚军！其实在生命现象中,超出一般规律的"例外"不在少数。第六,数不清的未解之谜。对于人类来说,宇宙中未知的总是远多于已知。现在,就在我们身边也还有许多未解之迷,譬如"死亡百慕大"、麦田怪圈、贵州某侗族山寨几乎98％的家庭可以控制只生育一男一女……这些做不完的习题,有的可能被破解,有的可能将永远没有答案。第七,科学源头是只有一个吗？还有一点也是值得我们考虑的,在这个以希腊为源头的科学体系存在之前以及同时,还有人类的文明存在。比如古埃及,古巴比伦,古印度以及古代中国,另外还有印加文明,我们很难说这些文明创造的奇迹都可以被纳入现代的科学体系之中。当我们面对埃及大金字塔用230万块平均2.5吨重的正方体石块,严丝合缝砌成差不多140米高的角锥体时,当代人也只能感叹其不可思议。那么,这些仅仅是某种技术或经验的体现吗！有没有可能,古人是遵循了与今天不一样的"科学原理"呢！再想想神秘的,有可能存在的阿特兰提斯文明及"地外文明",我们就没有任何理由以今天的科学成就而轻视我们的祖先,更不应该在无垠的宇宙中夜郎自大。

在这里,我丝毫没有对科学不恭敬的意思,自然科学是人类知识中最伟大的部分,具有几乎无穷的力量,但它总归是人对自然规律的表述,受到人类认识能力的制约。所以,反映当下人类对物质世界认识水平的自然科学体系,不可能是绝对真理,用它作标准来衡量人类的其他知识未必妥当,我们应该承认在现有的科学体系之外还有真知存在的空间，科学不是绝对真理，也不具有排他的属性。其实，1979年那场真理标准的大讨论已经有了结论"实践是检验真理的唯一标准"，而不是某个体系。

三、现代西医学的困惑

笼统地说，如果我们认为科学有局限性，建立在这个科学体系基础上的西医学（也有称其为"现代医学"者）就不可能是完美的，以西医作为标准来评价中医同样有缺陷，实际上西医学自己就面临许多困惑。

《现代医学的困惑》是由凌锋医师牵头主编的一部新书。凌锋[1]因成功救治被外国医师认定为"脑死亡"的香港凤凰卫视女主播刘海若，而为公众所熟知。凌医师在书中第一篇论文中用大量篇幅叙述了一个病例，一个看起来本应该顺利康复的患者，却突然急转直下，因持续不断发展的脑水肿让顶尖的医疗团队也一筹莫展，虽然竭尽全力，仍然无力回天。这中间，必有原因！成功和失败令凌医师他们对现代医学深层次问题进行了深刻的反思，他们所表达的观点令人印象深刻：第一，现代医学面对疾病的复杂性时无能为力。从任何一个角度来看，医疗团队对上述病例的处理无懈可击，但灾难仍然发生,难以理解,无法控制,更不可能推断未来,就如发端于 2007 年的这场尚未恢复的世界性的经济危机。这是为什么? 因为我们的思维无法认知这种现象。在这里,事物会沿着预定的轨道前进,按照我们知道的规律发展,这种决定性思维,线性思维失灵了,取而代之的是随机、非线性。简而言之,或然代替了必然,不确定代替了确定。在此,现有的医学思维模式已经陷入困境,必须要寻求新的思维。第二,看问题越来越精细,分工越来越专业的现状和发展趋势,不能适应疾病是一个整体化的事实。病是人生的病,它不是单独的存在,一个人可以生多种病,一种病也可以引发多方面的病理变化。离开患者这个整体来处理被我们分割得支离破碎的众多"疾病"或者无数个检测数据,就难于把握属于整体的疾病。第三,凌医师他们在总结成功经验和吸取失败教训的基础上,提出了"整体自洽治疗"理念。其大意是:疾病是人体偏离了健康稳态,而人有保持和恢复健康稳态的自稳功能,医学的任务是研究人体功能系统的构成及自稳机制,医疗干预的目的则是在不破坏自稳机制的条件下帮助人体功能系统回归健康稳态。这种"整体自洽治疗"被认为是系统医学的范围。总之,医学界的先知先觉者们,已经在一段时间里,对现代医学的理论、模式和发展方向提出了质疑,并在努力探索新的道路,系统医学、生态医学已经提到了议事日程。

这是一个真实而司空见惯的病例。一位壮年男性患者,年轻时身体极佳,现在患了以下主要疾病:冠心病(已行冠状动脉支架术)、糖尿病、高血压病、继发性血小板减少性紫癜、银屑病。用药情况:抗血小板药两种、降压药两种、降脂药1种、强的松、降糖药1种并注射胰岛素,计口服西药7种,注射剂1种。由于疗效欠佳,患者寻求中医帮助,故同时服中药汤剂治疗。这个病例有许多使人困惑的地方,一个人的病被数个互不联系的医师处理,各自从自己的立场出发使用自认为必须的药物,而这些药物却可能是相互矛盾的。比如,患者血小板减少,已经有自发性出血,但还是被告知需终身使用抗血小板药,否则血管可能再堵住。其实,对于动脉粥样硬化的患者,与血栓相比,出血的危害同样巨大,它也是引起血管堵塞的重要因素,抗血小板药显然对血小板减少不利,增加出血危险。服用强的松主要是为了维持一定水平的血小板,但对高血压不利,副作用也不小,患者已经显现库欣综合征的副作用。患者的用药,一方面在维持和提升血小板,另一方面又在服用与之相矛盾的抗血小板药物。降脂药是为了防止动脉硬化,而患者的血脂不但不高,已经是中等偏低,但仍然被告知必须服用。现在血脂已经被妖魔化了,似乎没有血脂更好,可是胆固醇是细胞构成不可或缺的材料,也是合成激素的原料。降脂药是有副作用的,血脂已经偏低还需要终身降脂吗!这个患者已经陷入治疗—新问题—再治疗的怪圈,患者血小板减少就是过度治疗的后果。这么多药吃下去,会是什么结果?患者受得了吗?谁来为这位患者负责!谁能做主制定一个合理的治疗方案!我们还有许多的追问,但都不可能得到回答。因为,最关键的问题在于本来是整体的疾病被碎片化了,这是医学模式的问题,是现代医学颇感困惑的一个方面。

要大家理解医学的思维方法、医学模式、发展方向不太现实,而从治病的实际状况中来了解医学的困惑比较容易,这里举出一些人们熟知的例子来加以说明。第一,精神疾病,仍然是一大难题。虽然脑科学取得了巨大发展,由于功能磁共振等新技术的出现,人们可以直接观察到脑细胞的活动,也就是说从解剖生理这一条线来认识神经活动的成就日新月异,然而人们对精神现象与精神疾病到底是怎么一回事的认识仍然止步不前,也就是说未能通过对物质世界的研究来阐明精神现象。所以,精神疾病的研究进展缓慢,精神疾病的治疗办法不多,比如抑郁症、精神分裂症、强迫症、自闭症等，就连最常见的失眠也令人头痛。第二，在躯体疾病方面，未解决的医学难题同样很多，比如心脑血管疾病、糖尿病、免疫缺陷和自身免疫病、血液病、慢性肾衰、肝硬化、肺气肿、慢性萎缩性胃炎、运动神经元疾病、艾滋病等，曾经肆虐的非典令我们记忆犹新，禽流感不时来袭使我们提心吊胆，更不用说百病之王的癌症了。任何一类疾病，每一个内脏器官和系统的疾病，都有医学难题存在。第三，毒副作用是医学绕不开的拦路虎，特别是慢性病，往往需要长期服药，甚至终身治疗，毒副作用不可避免。极端的情况下，医疗干预对人的伤害超过了治疗作用，乃至于夺人性命，癌症不当治疗引发的悲剧层出不穷，是最残酷、最典型的例子。

科技昌明，医学发达，但面对疾病，人们怎么样也骄傲不起来！作为应用学科的医学，不管是在原理还是在技术层面上，永远都无法做到完美无缺。

四、中医获得新生

前面谈到了科学的边界，说到了现代西医学的不足，一句话，知识是人类的知识，它不是绝对真理，不能成为判断事物对错的唯一标准。相反，无论是科学体系还是西医学，都在前进的过程中发现了自己的缺陷和不足,都在反思和转向。我想,这种反思和转向主要包括两个方面:第一,回归自然,科学从征服自然向亲近自然转化,医学从治病向治人转化。科学这把双刃剑赋予人类改变自然的巨大力量,在为人类谋福利的同时也带来了巨大的灾难与危机,核污染和核战争风险、全球变暖、能源枯竭、环境破坏、生态灾难等等,哪一样都可以毁灭人类自己。科学本身没错,是我们的贪婪惹怒了自然,必然要受到天谴!人不可能胜天,科学必须从被用来掠夺自然向与自然和谐共处转变。人是自然的产物,医学必须以人为本,前面已经讨论了医学应该纠正见病不见人的错误。第二,回到整体,直面复杂。至今,科学发展的主要方法是以分析为主的还原论方式,其实质就是简单化方式。整体难于把握,于是把它拆开到构成单位来研究,这是还原的基本含义,然后再组装成整体,可以说是第二次还原。比如,物体的运动很复杂,于是抽象出并不真正存在的匀速直线运动来研究,然后再从简单一点一点地还原成复杂的运动形式。医学也是一样,把人体分解开来认识,再复原成整体。即便是做实验,也是在条件被严格控制,使事情的复杂关系变得简单后进行的。这种有缺陷的还原与真实是有差距的,在简单的世界里,还原的方法很管用,当事物变得错综复杂和难以捉摸时,还原式的方法便失灵了,必须寻求整体把握的新方法。于是,到了20世纪中叶,老三论(系统论、信息论、控制论)、新三论(耗散结构论、协同论、突变论)、混沌理论、复杂性科学、非线性科学,还有奇点、自组织、涨落、涌现、分形等新理论、新概念层出不穷,都指向整体论的大方向。在这个大背景之下,系统医学、生态医学便应运而生。

在寻求转向的当口,西医学很自然地将目光投向了中医,因为中医具备天生的整体观和自然主义。虽然中医也确实存在不少缺陷,但西医的有识之士仍然希望在中医学中寻求借鉴,西医真正希望拥抱中医,这还是第一次。

《中医新生命》是中华民国时期的一本中医杂志,主编是中医界大名鼎鼎的陆渊雷先生,陆老前辈希望以西医的道理解释中医,从而消除两者之间的鸿沟,使中医获得新生,但这条路没有走通。

现在,虽然系统医学还是一种概念,判断中医、西医是否能在系统医学中统一还为时过早,但我们总看见了一条新路。我们有理由相信,中西医最终能找到一个共同的理论基础,相互取长补短,并肩战斗,经过若干代人的不懈努力,达到真正的结合,中医在为世界医学做出贡献的同时,也会迎来质的飞跃,使古老的中医焕发出勃勃生机。

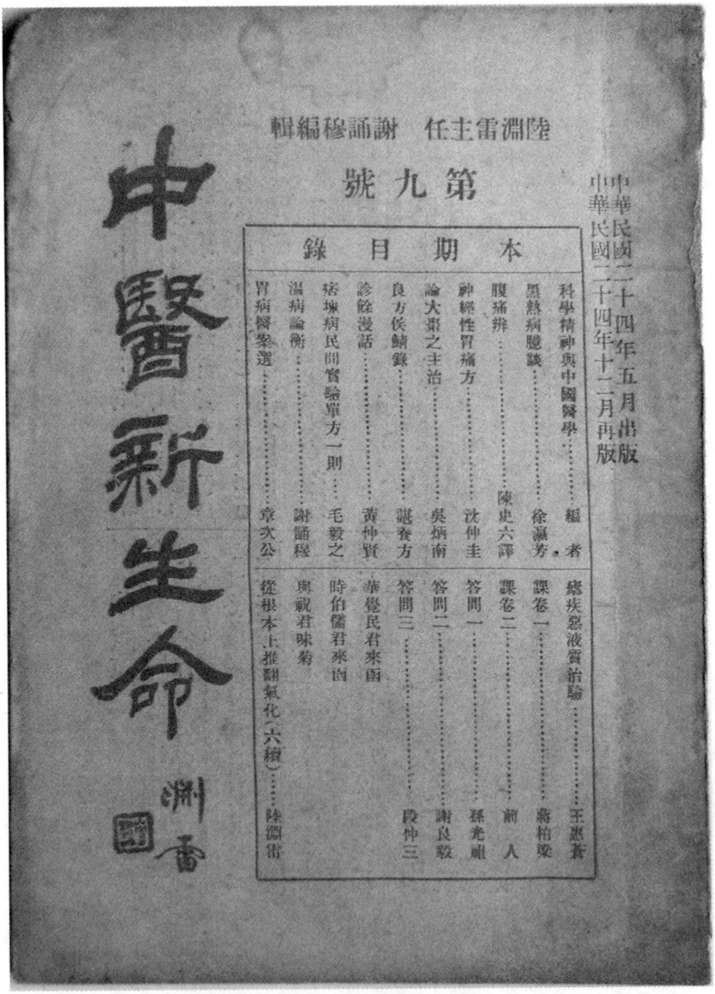

陸淵雷主任　謝誦穆編輯

第九號

中華民國二十四年五月出版
中華民國二十四年十二月再版

本期目錄

科學精神與中國醫學……………王選著
黑熱病臆談………………………徐瀛芳
腹痛辨………………………………蕭柏梁
神經性胃痛方……………………沈仲圭　前人
論大黃之主治……………………吳炳南
良方佚鱗錄………………………
診餘漫話…………………………黃仲賢
痞塊病民間實驗單方一則………毛毅之
溫病論衡…………………………謝誦穆
胃病醫案選………………………章次公

瘰疾惡疫治易愈
課卷一
課卷二
答問一……………………………孫光顗
答問二……………………………謝良叔
答問三……………………………段仲三
華僭民君來函
時伯臨君來函
與祝君咪菊
從根本上推翻氣化（六標）……陸淵雷

图 1-1　《中医新生命》照片

　　1935年出版的《中医新生命》第九期，第一篇文章便是陆渊雷先生的《科学精神与中国医学》，毫无疑问，陆先生主张中医应该科学化。从中医科学化到不久前的中医现代化，一直到今天，80年过去了，中医的基本形态没变。为什么？值得我们深思。

前面谈到,用现有的科学知识或西医学来判断中医的对错是有缺陷的,那么拿什么做标准呢? 实践,有效性当然是标准,但这还不够,单纯的经验也具有效性。作为一门学科,还得看它的理论是否成体系,是否有道理。那就让我们来看看中医基本理论是怎么一回事吧!

注:

[1]《现代医学的困惑》:

China - INI 哲学小组. 现代医学的困惑[M]. 北京:中国科学技术出版社,2010.

China - INI 即中国国际神经科学研究所,成员包括凌锋、金观涛等教授。该书讨论了"整体观"的医学理念,是国内少有的将系统论、控制论、整体论等哲学思想应用于医学临床的探索性著作。我结合中医的实际写了附文《西医、中医与系统医学》一文供参考。

第二章

中医学的基石
——《黄帝内经》

中医被归于传统医学一类，但几乎所有的传统医学都衰落了，惟独中医是个例外。存在就有其道理，我认为中医存在的内部条件主要有两个。第一，中医有一个完整系统的理论，即便今天，这个理论的内核还是有其合理的一面。由于中医理论一直有效地指导着中医临床，保证了中医在大方向上不偏离轨道。第二，中医有数千年丰富多彩的宝贵实践积累，有突出的临床效果。了解中医，不得不从中医理论开始。

说到中医理论，不能不谈中医理论的奠基之作——《黄帝内经》。《黄帝内经》是一部由集体创作的经典之作，据推算其成书时间是在公元前99年到公元前26年间，写作时间可能在春秋战国以后的数百年间，这正是我国传统文化奠基的大时代。托名黄帝，自然是为了提高其地位，以便流传。《黄帝内经》分成《素问》和《灵枢》两部分，各有81篇论文，包涵了中医基本理论的全部内容,因此我将以《黄帝内经》为核心来介绍中医的理论基础,中药部分则以中医的另一部经典——《神农本草经》为依据。为了叙述的方便,将其内容分成两个部分,首先谈自然哲学观,交代学术的源头,然后着重谈谈中医的医学理论框架。

第一节　自然哲学原理

自然哲学可以说是现代自然科学的前身,在实证的科学出现之前,人们主要是通过观察思考来解决自然界的哲学问题,包括自然界和人的关系,自然界的最基本法则等等。在自然哲学阶段,人类产生了不少闪耀着智慧之光的重要理论,甚至成为现代科学的基石。我们了不起的祖先,在诸子蜂起,百家争鸣的春秋战国时代成就了伟大的自然哲学成果,成为中医学的奠基。更确切地说,中医理论是建立在我们祖先对自然和自然规律以及自然与人类关系认识的基础之上的。

一、天人合一观

天人合一的思想起源可以追溯到庄子,它在中华传统文化中地位显赫,至汉代大儒董仲舒明确提出:"天人之际,合而为一。"从此,天人合一成为传统思想的一个重要观点。对天人合一的阐述,内容十分丰富,亦多分歧,我赞成季羡林先生简单明了的理解:天,就是大自然;人,就是人类;合,就是互相理解,结成友谊。《黄帝内经》对天人合一思想有自己的理解,其核心价值是人类只是天地万物中的一个部分,人与自然息息相通,是一个不可分割的整体。具体包括如下内容:一、天人相应。人如一小天地,天地的道理对人,甚至对社会也是适用的。《黄帝内经》反复强调"人与天地相参也",便是这个意思。二、顺应自然。人与自然的关系虽然是相互影响的,但人是自然的产物,人只是自然的一部分,自然居于主导地位,强调人应该顺应自然,而不是反自然,这是理所应当的。老子说得明白:"人法地,地法天,天法道,道法自然。"自然是最高层级,"人定胜天"是不能成立的。三、人与自然和社会环境不可分,人本身也是一个不可分割的整体。四、对于人与自然的联系,在阴阳五行等内容中有具体的说明。

二、宇宙阴阳观

《黄帝内经》的《素问·阴阳应象大论篇》说:"阴阳者,天地之道也。万物之纲纪,变化之父母,生杀之本始,神明之府也。"认为阴阳是宇宙的基本规律,是一切事物分类、变化、兴衰的根源,是所有变幻莫测现象的原因所在。《黄帝内经》对阴阳给予了最崇高的评价,阴阳是支撑中医最主要的理论基础和贯穿整个体系的主线,可以说没有阴阳便没有中医。

一般认为阴阳是来源于古人对阳光向背的观察,向阳的一面明亮、温暖、万物趋向运动……而背阴的一面阴暗、寒冷、万物趋向静止……古人在形成阴阳的概念后,继续深入观察分析阴阳的规律,并以此来理解世间的一切事物,于是形成了阴阳学说。

阴阳的基本含义是:世间一切关联的事物和事物内部,都可以分为相互依存和对立的阴和阳两个方面,比如男和女,上与下,动和静等等。阴阳两方面既统一又对立的矛盾运动便是一切现象产生的根源,比如阴阳的变化产生了昼夜和四季。

阴阳的基本内容有:阴阳互根,阴阳对立,阴阳消长与阴阳平衡和阴阳转化,最根本的是阴阳的互根与对立。阴阳互根是指阴和阳是相互依存不可分割的,没有阳就无所谓阴,没有阴也无所谓阳,就像没有上便无所谓下,没有女人也无所谓男人一样。阴与阳具有不同的属性,又是矛盾对立的,就如阳光和雨露,相互矛盾,但又缺一不可。阴阳消长与阴阳平衡是阴阳矛盾运动的具体表现。阴阳这对矛盾体,总是处于彼此的不断消长的变化之中,阳长则阴消,阴长则阳消,反之亦然。阴阳消长的动态变化总是围绕着阴阳平衡而进行的,消长到一定程度便向平衡回归,达到新的平衡。如果阴阳的相对平衡无法恢复,共存的条件消失,阴阳的统一体便瓦解,事物即告终结。阴阳转化是说阴和阳在一定的条件下,可以向对方转化,阳可以转化为阴,阴也可以转化为阳。最具代表性的阴阳转化便是物极必反。一天的明暗变化,一年的寒暑变迁就是阴阳消长与阴阳平衡和阴阳转化的明显例子。一天的昼夜变化,是由于太阳与地球的相对运动形成的,而中医用阴阳来解释日节律。黎明是阳胜过阴,于是白天开始,然后阳不断增长,阴不断减弱,到了正午,阳最盛,阴最弱;午后阴开始旺盛,阳开始减弱;傍晚阴开始超过阳,于是进入夜间;上半夜,阴仍然增长,阳继续减弱;午夜是阴最盛,阳最弱的时候;下半夜,阳开始增长,阴逐渐减弱;到了天明的时候,阳超过阴,于是新的一天开始,如此周而复始。正如《黄帝内经》所说:"阴中有阴,阳中有阳,平旦至日中,天之阳,阳中之阳也,日中至黄昏,天之阳,阳中之阴也,合夜至鸡鸣,天之阴,阴中之阴也,鸡鸣至平旦,天之阴,阴中之阳也。"这里,我们清楚地看见了阴阳互为消长的变化,而且这种变化总是围绕阴与阳的平衡线来运动的,不断打破平衡,又不断达到新的平衡。阴与阳达到最盛的时候,或者阴向阳转化,或者阳向阴转化,这就是物极必反的道理,老子就说过"反者,道之动"。当然,如果一天中阴阳不能形成既对立又互根的状态,有阴无阳,或者有阳无阴,那就会是无尽的黑暗或永昼,日节律便不复存在,"日"这个概念便不会有了。另外,我们也可以看出,阴中有阳,阳中有阴,这个阴阳互含的道理,只有阴阳互含,才可能有阴阳的转化。男人有雌激素,而女性有雄激素,也是阴阳互含的表现。《黄帝内经》对阴阳的研究远不止于此,对阴阳的表述还有太极图、八卦等形式,特别是太极图,形象、生动且寓意深刻,对我们理解阴阳学说很有帮助。

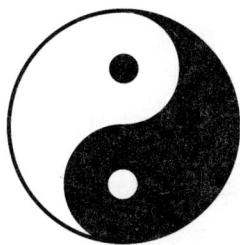

太极图是一幅美丽和谐的图示,中有黑白阴阳鱼相抱,黑阴白阳代表关联又对立的阴阳双方;反 S 的曲线不断变化,体现了阴阳的不断消长和相对平衡;黑中有白,白中有黑的"极化点",显示阴中有阳,阳中有阴,在不断消长变化到"物极"时出现阴阳的转化,太极图饱含阴阳的许多哲理。

图 2-1　太极图

《易经》对阴阳就有深刻论述,到老子便达到了历史的高峰,阴阳学说在世界哲学史上有崇高的地位。有报道说老子的《道德经》曾风靡欧洲,对德国的影响尤其巨大,"辩证法"

这三个字就是根据太极阴阳八卦命名的洋名字,莱布尼兹、康德和黑格尔的辩证法思想都是师从老子的。不管历史的真相如何,阴阳学说的确是相当正确地理解了世界,是了不起的东方智慧,至今对阴阳的研究不断也就不奇怪了。

三、五行系统观

古人认为金、木、水、火、土是构成宇宙的基本物质,五者相互资生又相互克制,形成事物的运动变化,行,有运动变化的意思,也有归类的含义。将与金木水火土的基本属性相近的事物归为一类,如此推演开去,便将万物分成了五个巨大系统。

五行归类是根据事物属性相近归为一类,逐步延伸而成,具有无限的扩充性(表2-1)。

表2-1 五行归类表

自　　然　　界					五行	人　　体				
五味	五色	五化	五气	五季		五脏	五腑	五官	五体	五志
酸	青	生	风	春	木	肝	胆	目	筋	怒
苦	赤	长	暑	夏	火	心	小肠	舌	脉	喜
甘	黄	化	湿	长夏	土	脾	胃	口	肉	思
辛	白	收	燥	秋	金	肺	大肠	鼻	皮	悲
咸	黑	藏	寒	冬	水	肾	膀胱	耳	骨	恐

五行的基本规律是生克制化4个字。相生指促进资生，具体是木生火，火生土，土生金，金生水，水又生木，如此循环。相克指制约削弱，具体是木克土，土克水，水克火，火克金，金又克木。对于超过正常的相克，叫做相乘（有趁机之意），如木乘土。如果某一行太强，可以反过来克制胜过自己的一行，叫反侮（欺侮），如土侮木。从五行生克的推演过程中不难发现，生克中都有纠偏的制约机制，比如木生火，火生土，土生金，金又可以克木，以制约过度相生；木克土，土生金，金可以克木，防止了克伐的过度。相生、相克中所含的制约机制，保证了事物的持续发展，这就是制则生化——制化的意思。明代医家张景岳对五行有精辟的论述："造化之机，不可无生，亦不可无制。无生则发育无由，无制则亢而为害。"五行的生克制化是事物发展变化的动力。结合日常生活经验，不难理解五行生克的道理。五行在历史和现代均有积极意义。我对五行有三点看法：第一，积极看待五行。五行认为事物间具有相互促进和制约关系的认识是正确的，这类似于阴阳。五行将事物分成五大系统的观点，有现代系统论思想的萌芽。特别是五行的制化理论，指出事物在矛盾运动中有自我保持稳定的机制，非常可贵，很像控制论的负反馈。第二，灵活运用五行规律。不能刻板对待五的分类和五行生克规律，应以事实为准。五类划分是一个概数，中医就有六腑、六淫、十二经脉等等，不能说万物只能划分为五类。五行之间的生克关系也不能绝对化，五行本身有反侮就是例证。比如，酸入肝，但不能认为酸味的食物或药物只入肝，其他的味道便不入肝，《黄帝内经》只是说"酸先入肝"，强调了酸与肝关系特殊。总之，必须实事求是来看待从五行规律推演出的结果，机械刻板地使用五行规律会犯错误，甚至闹笑话。第三，在中医体系内，阴阳重于五行，五行主要用于系统归类，并在一定程度上说明各系统之间的关系。五行本身也具有阴阳属性，木、火属阳，金、水、土属阴，可以把五行看成阴阳的补充和多样性表现。

四、精气本原论

来源于传统文化的"精"与"气"，是古人追求宇宙物质本原而形成的概念，有本体论的意味，被引入中医后，其含义已经与原始概念有所区别。"精"有精华的意思，是有形的。"气"活动性很强，不可见，是无形的。精和气都有物质本原的含义，精和气代表了人体有形与无形的两大类物质。有形与无形是可以转化的，有形之精可以化为无形之气，无形之气也可以凝聚成有形之精，老子就说"有生于无"，而有形之精还可以变化成各种形态,就像水的三态变化。

精气概念为中医理论的完善起到了很大的作用。中医素有"阴精,阳气"之说,在临床实践中多将精气概念归属于阴阳学说,这与传统思想文化中气为本原化生阴阳有所不同。

自然哲学常常被认为是人类思想发展史上一个已经过去了的阶段,但它却是科学的前身。我国古代的自然哲学,是我们祖先"仰观天文,俯察地理,近取诸身,远取诸物",通过对天、地、人的冷静观察与睿智思考得出来的结论,它是中医理论的奠基石。比如,天人合一思想决定了中医尊重自然、重视整体的两大特色,并由此确立了中医四时养生,因人因时因地制宜等一系列法则。在整体思想的指导下,"有诸内,必形诸外"[1](《孟子·告子下》)成为中医认识人体生命现象的基本法则,更是诊断学的主要原理。中医另外一个主要理论基础——阴阳学说在整个体系中无所不在,是中医理论的骨架。可以说,我国古代的自然哲学是中医的前身。

有人认为,科学是实证的,只有实证的才是真正靠得住的,而自然哲学是人们观察思考的结果,是非实证的,未必靠得住。这种观点值得商榷,我们知道,科学的奠基始于公理/公设,那么公理是什么? 公理,是指依据人类理性的,不证自明的基本事实,经过人类长期反复实践的考验,不需要再加证明的基本命题。比如任何两点之间都可以用直线连接。知识告诉我们,抽象中的点和直线不是真实的存在,但我们仍然确定这条公设是合理的,因为它符合理性,能被无数接近这种抽象的事实所印证。但我们不能说,科学的,皆是实证的。看来,科学与自然哲学的出发点似乎都没有得到实证的支持,关键是看基础确立得牢与不牢,由此的推理是否可靠。

那么我们就来看看,从我国古代自然哲学转化为医学理论的中医,是否有道理。

第二节　中医的医学理论架构

传统文化,特别是哲学思想,给中医学形成以丰富的养料。古人在中华文化先进思想的引导下,通过对人体现象的长期、细致的观察和深刻感悟,逐渐形成了中医的基本理论,成为临床的理论指导,这应当归功于《黄帝内经》的作者们。这部分内容可以分成两大部分,第一部分主要是对正常人的认识,相当于生理学。第二是关于疾病的部分,包括病因、病机(类似病理)、治疗原则和方法。第三部分是养生,它是既关系正常人,也关乎患者的重要问题。

一、中医生理观

（一）藏象——对人体的功能结构解读

对人体的结构和功能给出明晰的解读,是构建医学理论的第一步。

1. 解剖基础　古人对人体解剖曾经很重视,并有深入的研究。《灵枢·经水》说:"若夫八尺之士,皮肉在此,外可度量切循而得之,其死可解剖而视之。"《黄帝内经》记载食管与肠的比例为 1∶35,而现代解剖学的这个数字为 1∶37。我国长期的社会环境所决定,中医不可能走上以解剖为基础的发展道路,于是中医采用"以表知里"的办法,搭建了人体功能结构生理模型,这就是中医核心理论"藏象"的由来。

2. 司外揣内　源于天人合一思想的"司外揣内"是中医的重要原理。既然人是一个不可分割的整体,所以人体任何内在的事物——结构、功能等,必然在外部有所反映。反之,从人体的外部观察,当然可以探知其内部的状况。这种认知方法与控制论的"黑箱理论"类似。中医的开创者们,在具有初步解剖知识的基础上,通过对人体生理功能的长期、深入观察,体悟这些功能与内脏的关系,从而完成了对人体内部活动的生理描述。因为这一描述主要是从外部观察得来的，所以称为"藏象"——内在脏器功能的外部征象。

现在，我们以消化功能来说明相关的藏象理论的建构。古人对人的消化道已具备解剖基础，与《黄帝内经》同时代的另一经典《难经》有七冲门的描述："唇为飞门，齿为户门，会厌为吸门，胃为贲门，太仓下口为幽门，大肠小肠之会为阑门，下极为魄门，故曰七冲门也。"胃和太仓都是指胃，贲门和幽门仍为现代解剖学所沿用。《黄帝内经》还描述了消化道蠕动排空的现象："水谷入口，则胃实而肠虚。食下，则肠实而胃虚。"可以想象，古人通过对人与动物的解剖，不但对消化道的结构有所认识，而且看到了食物的消化过程。人进饮食，排出二便，为生命获得必须的补充，这是很清楚的事实。古人当然可以推定，食物是通过口、食管、胃、大小肠把食物变成精华输送到全身，而剩下的糟粕从魄门（肛门）排除。消化道中最大的部分是胃，《黄帝内经》对胃予以特殊的重视，称其为"太仓""水谷之海"，它主要的功能是受纳（接受）水谷，并腐熟（消化）水谷。《黄帝内经》对小肠是这样描述的："小肠者，受盛之官，化物出焉。"小肠接受来自胃的，经过初步消化的饮食物，进行进一步的消化——化物。另外，小肠还可以"泌别清浊"，也就是将食物中有用的"清"的部分和基本无用的"浊"的部分分开。小肠下面是大肠,《黄帝内经》说:"大肠者,传导之官,变化出焉。"大肠基本就是个食物残渣的通道,这里的变化是指吸收部分水分,最后变成大便从肛门排出。到此,还有一个重要问题没解决,那就是食物的精华和绝大部分水分到哪里去了?对此,中医的回答是,通过"脾"将水谷之精和水液输布全身。《难经》记载脾形如"马蹄",但又说如"鸡舌",既像解剖的脾脏,又像胰脏,而《黄帝内经》明确定位"脾与胃以膜相连"。虽然脾的解剖依据并不准确,但中医对与胃相连的脾赋予了极其重要的功能——主"运化",将饮食物转化为精微(化),并与人体所需要的水液一起输送(运)到其他脏器,变成气血营养全身。《黄帝内经》说:"饮入于胃,游溢精气,上输于脾,脾气散精""脾主为胃行其津液者也"便是这个意思。脾是五脏中重要的一脏,只是其他四脏均有明确的解剖形态,惟独对脾的描述比较模糊。至此,古人已经建构了相似于现代消化系统的脾胃功能结构,但脾胃如何具体运作,脾胃在人体内外的联系仍不十分清楚,这需要借助阴阳、精气和五行理论的解读。从阴阳的角度看,任何功能皆属阴阳的矛盾运动。脾为脏,属阴;胃为腑,属阳。胃主受纳,接受饮食,并腐熟之;脾主运化,将水谷转化为精微(胃亦参与),输送全身。脾主升清,将水谷之精

（清）向上输布。胃主降浊，将饮食物向下输送，并把糟粕（浊），排出体外。脾为阴脏易湿，需阳燥来调节；胃为阳腑易燥，需阴润来制约。总之，脾与胃（实际亦概括了大小肠）纳运结合——无胃的受纳，便无脾的运化；无脾的运化，食停胃中，胃亦不能受纳；升降相因——清升浊方能降，浊降以利清升；燥润相济——燥有利脾对水液的转输，润有利胃对食物的消化和向下传送。正是脾胃这种纳运结合、升降相因、燥润相济相反相成的矛盾运动，完成了将饮食转化成精微，化生气血，供养全身的重要功能，而这种功能的动力，主要来源于脾胃之气的运动。因此，我们不难理解《黄帝内经》称脾胃为"仓廪之官"（管理粮仓），中医为何说脾胃为"后天之本""气血生化之源"，并将其归为五行中的土（土可以养育万物，受纳万物）。至于脾和胃在体内外的联系，主要是依五行关系认定的土行体系，并依据五行规律与其他四脏（四行）系统相关。（表 2-2）

表 2-2　五脏功能简表

五脏	生理功能	含　　义
心	藏神	主管人的精神活动
	主血脉	心气推动血在脉中运行

五脏	生理功能	含 义
肺	主气，司呼吸	主呼吸之气，主一身之气——形成宗气，调节全身气机
	主宣发肃降	是肺气/功能活动的两种主要形式——向上向外与向下向内
	通调水道	通过宣发肃降的主气功能，疏通调节水液运行
	朝百脉，主治节	与经脉相通，辅助心运血
脾	主运化	主导饮食物的消化吸收，将其精华与水液上输心肺，再到全身
	统血	统摄血液在脉内运行而不逸出脉外，主要指脾气的摄血作用
肝	主疏泄	保持全身气机畅达，关乎情志、消化、血行、水液、生殖等功能
	藏血	贮藏血液，调节血量
肾	藏精	贮藏人的精气，从而主宰生长发育、生殖、充脑、化血等功能
	主水	主持调节全身水液代谢平衡最重要的器官
	主纳气	摄纳肺吸入的清气，以助呼吸

　　五脏功能各有所主，中医又将所有功能打碎揉搓在一起，无法绝对分开，最重要的黏合剂就是气。你能说出水液代谢与哪个脏无关吗？不能！

藏象包括心、肝、脾、肺、肾五脏,胆、胃、大肠、小肠、膀胱和三焦六腑,还有奇恒之腑的脑、髓、骨、脉、胆、女子胞。以心、肝、脾、肺、肾五脏为核心,配合小肠、胆、胃、大肠、膀胱五腑,脉、筋、肉、皮、骨五体,舌、目、口、鼻、耳五官等,组成了相互紧密联系的五大功能结构系统。(参考表 2-1)

3. 功能主导的合理性　如果我们将西医对于消化系统的解剖生理知识与中医藏象的脾胃学说对比,无疑会觉得,西医很确切、精细、透彻,说得一清二楚,令人信服,而中医的理论模糊、粗糙、笼统,有点难以让人信服,那么中医何不向西医靠拢! 有必要保留另外一套吗? 这个问题异常尖锐,但必须回答。首先要说的是,不但是中医界,很多人都设想过以西医的知识解读中医,寻找使二者融为一体的途径。历史上中西汇通派就探索过以西医解读中医的模式,比如前面提到的陆渊雷先生,就是代表。毛泽东先生也是持类似的观点,所以他老人家主张西医学习中医,出几个高明的理论家,中西医便可结合了。现在也有中医理论重构派,也是这个主张。但是,所有这些努力通通没有成功。我们只要一动手,便知道问题太复杂,是否有可能行得通还是个问号。这里,我想就以下几点进行探讨:第一,不可拆分。中医藏象学说已经自成体系,整个藏象理论密不可分,牵一发而动全身。

在中医理论体系中，藏象理论对应病因病机治法方药，已经形成从理论到实践的有效整体。我们不可能只对中医理论的某些部分进行西医化的改造，而保留其他的部分。如果我们将中医的脾胃理论以西医的消化系统替代，那么它与其他脏腑将无法融合，也不能与中医的诊疗体系相衔接。比如中医认为，脾阳根于命火（肾阳），肾阳亏虚，脾土虚寒，将出现大便稀溏、完谷不化、五更泄泻等症状，在西医消化系统理论中这显然是不可能成立的，消化与"肾"八杆子打不着。这样一来，整个中医脾胃理论和相应的诊疗体系，比如健脾助运、补气升清等等都无立足之地了。第二，无法兼容。用西医解剖生理知识部分置换中医藏象理论难以成功，那么全面更新是否可行呢？回答也是否定的。与前面同样的道理，这将造成西医的解剖生理与中医的诊疗体系不能衔接，形同高位截瘫。实际上，西医的理论体系是不能包涵中医体系的，比如中医从整体观出发，认为肺与皮毛相表里，并在实践中得到印证，这在西医的学理中是没有任何根据的。中西医体系并不兼容，所以整体的更新，将是中医整体的瓦解，这很像器官移植的排异现象。第三，藏象的合理性。如果中医这一套全无道理，就像张功耀们所主张的那样，应该抛弃。但除了少数人外，大多数人恐怕不赞成抛弃中医的，因为中医还有用，弃之可惜。就以藏象理论而言,它是一个以功能为主导的功能结构生理病理模型,以功能为核心阐明人体生命现象的认知方式是有其合理性一面的。为了容易理解,我们先用比喻的方式来加以解释。以前买电视机的时候,都附有使用说明,还有一张电器原理图。对于我们这些使用者来说,只要看使用说明书,知道功能键的用法就够了,只有维修的时候,才需要电器原理图。使用说明书就如同功能模型,而电器原理图如同结构模型,我们不能说哪个对,哪个不对,哪个需要,哪个不需要。藏象这种以功能为主的模型就如同人体的一份说明书,是人们需要的。但医学还得要治病,如同我们不只是看电视,还需修理电视机一样。中医并没有停留在对人体功能笼统而粗略的理解,而是在藏象模型的基础上,给出了如何纠正功能失调的解决办法。比如我们在前面说到了脾胃主消化的问题,如果一个人消化不好,发生腹泻,最简单的考虑可能是脾的运化功能低下——脾失健运造成的,因水谷不能变成精微输送全身而下流,自然应当采用健脾的方药、针灸等办法来治疗。可见,中医藏象是一个以功能为主导,结合结构的基本完整的医学生理病理模型。其实这种功能主导的医学模式在西医学中也是很重要的。比如免疫系统,虽然有骨髓、胸腺中枢免疫器官与脾脏、淋巴结以及皮肤黏膜相关淋巴组织等外周免疫器官的划分,但就整个系统而言,器官特征已经淡化,而是以功能为主导,人们主要还是从先天免疫系统与获得性免疫系统,从免疫细胞与免疫分子两大功能体系来把握的,与心为循环系统的核心,肺为呼吸系统的核心……不一样。再如代谢系统,不管是蛋白质、脂肪或糖类的代谢,也是以功能为核心来认识和阐述的,而器官核心的取向很弱。应该说功能和结构同样重要,从功能或者从结构出发认识事物都没错。功能从横向看问题,体现了整体、联系与综合,结构从纵向看问题,体现了细节、分工与分析,而功能模型比较符合系统医学的理念。总之,功能为主导的认知模式即便有功能与结构错位的现象也不是致命性缺陷,它仍然具有其合理的一面,评价的标准应该是看其完整性、内部协调性和应用的有效性,而不是拿一个不同质的模型来比对,从而判断其对错。这有点像行政区划,徐州曾经划归山东省,现在划归江苏省,不知道以后还有什么变化,你说哪个对呢?个人以为,中西医基本理论差异很大,现阶段还很难融合,应该争取在更高层次上的结合。

(二)捉摸不定的气与精、血、津液

藏象主要是从功能来解读人体,气、精、血、津液主要从构成材料来认识人体,二者犹如经纬。

如前所述,古代精气代表物质本原,精有形属阴,气无形属阳。阴阳互根,精可化气,气聚生精,是一切事物的根源。中医对"精"赋予精华的含义,有来自父母的先天之精,那是人的初始;有来自食物水谷的后天之精,那是人生存立命的依赖。先天与后天的精,相互为用,完成了人生过程,也完成了繁衍后代的使命。精作为有形物的总代表,在人身还表现为液态的血和津液,精与血和津液间也是相互化生的。中医的血与西医学的血相似,而津液则包含水分和其中的有用物质,与西医的体液相似。

气在中医学中具有极其重要的地位,中医对"气"赋予了多方面的含义,它是一切无形不可见事物的总称,至今也难于下一个准确的定义。现代中医曾经从功能和物质两方面来理解气,都有道理,其实功能和物质是统一的。《黄帝内经》说"善言气者,必彰于物",气无形不可见,但它一定通过具体的事物而显现。中医通过气所表现的功能来认识它,综合起来至少有如下几方面:推动、温暖、防御、固摄(对液态物质的管控作用)、营养以及气化作用。最难理解的莫过于气化,气的运动所引起的变化称为气化,包括气、精、血、津液之间的转化和脏腑功能活动所产生的变化,实际上包括了无形不可见的一切内部变化。

　　根据气的分布划分,有涉及全身的元气、宗气、营气、卫气,和相对局限的脏腑之气、经络之气等,它们各有不同特点。(表 2 - 3)

表 2 - 3　气 归 类 表

先天之气——父母 ⇨ 元气(肾)
后天之气 { 水谷精气 / 自然清气 } 宗气(胸) { 营气(脉内) / 卫气(脉外) } { 脏腑之气(脏腑中) / 经络之气(经络中) }

　　对于气到底是什么,现代有不少研究,有人认为是细微的物质,比如有营养作用的"营气",也有人说是指功能,比如前面提到的脾有一个功能叫做"主升清",主要是吸收和向上转运饮食的精华,这就是由脾气完成的。还有人说气是信息,比如刺激体表的穴位,可以治疗内脏的疾病,它是通过经络之气传导信息完成的。又有人从"场论"来解读气,也有说气是流动的"'信息-能量-物质'统一体"。古人气的概念来源于观察云的变换多端,聚散无常而感悟到有一种无形不可见又善于活动变换的存在——气。中医引入气的概念并将其具体化了,但哲学意味仍然十分浓厚,将一切不可见的物质及其活动变化概括其中,在中国古代宏观的哲学式思维形式中,气填充了一切不明白的地方,没有它还真不行,但中医具体化的气是确有所指的。哲学范畴的内涵，难于以科学实证的明确概念来对应或填充，所以对哲学"气"的研究很可能没有尽头，就像"以太"一样，但它不妨害我们对中医具体的气——如元气、卫气、肾气等进行了解和探索。

（三）终将大白的经络

经络是中医最神秘的一部分。人体的五脏、六腑、形体官窍，有气、精、血、津液充斥其间，还有经络系统来联络沟通，使人体成为一个密不可分的有机体。经络大的主干为经，小的分支为络，气血在经络中"如环无端"地运行。经有十二正经和十二经别，以及奇经八脉。十二正经对应脏腑，奇经八脉的任、督两脉分别循行于人体的前、后正中线，这14条经的经气聚会所在便是经穴（穴位），十四经是经络的核心。络有较大的别络，在体表的浮络和细小的孙络，此外还有分布于筋肉的经筋和分布于皮肤的皮部。经络联络沟通、运行气血、感应传导，可以调节全身功能，是无处不在的完整网络体系，是人体不可缺少的重要组成部分。（表2-4）

《黄帝内经》说："经脉者，所以决死生，处百病，调虚实，不可不通。"其重要性不言而喻。针灸、气功直接置根于经络学说，针灸的效果显而易见，气功的作用也是明白无误的。

表 2-4 经络归类表

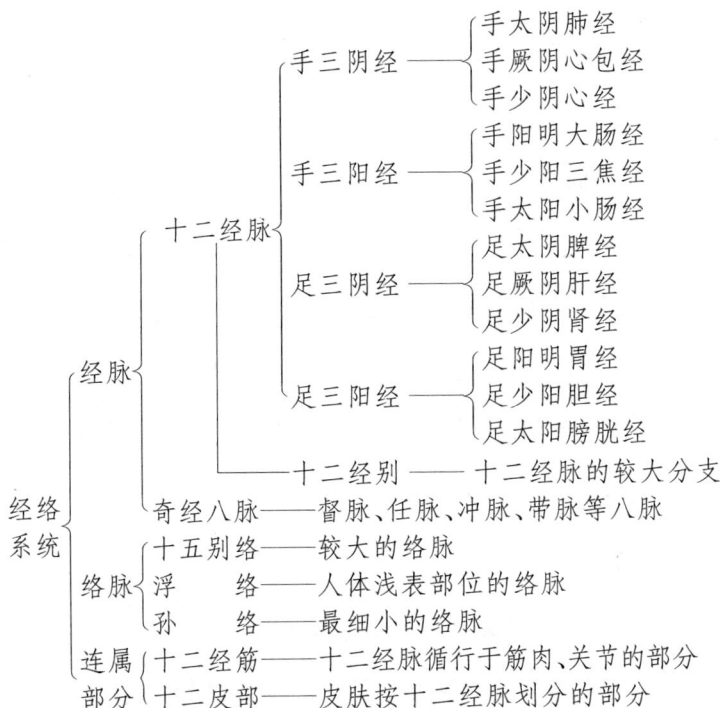

```
                                              ┌ 手太阴肺经
                              ┌ 手三阴经 ──────┤ 手厥阴心包经
                              │               └ 手少阴心经
                              │               ┌ 手阳明大肠经
                              │  手三阳经 ─────┤ 手少阳三焦经
                              │               └ 手太阳小肠经
                  ┌ 十二经脉 ─┤               ┌ 足太阴脾经
                  │           │  足三阴经 ─────┤ 足厥阴肝经
                  │           │               └ 足少阴肾经
                  │           │               ┌ 足阳明胃经
          ┌ 经脉 ─┤           └  足三阳经 ─────┤ 足少阳胆经
          │       │                           └ 足太阳膀胱经
          │       ├ 十二经别 ── 十二经脉的较大分支
          │       └ 奇经八脉 ── 督脉、任脉、冲脉、带脉等八脉
经络      │       ┌ 十五别络 ── 较大的络脉
系统 ─────┤ 络脉 ─┤ 浮    络 ── 人体浅表部位的络脉
          │       └ 孙    络 ── 最细小的络脉
          │ 连属  ┌ 十二经筋 ── 十二经脉循行于筋肉、关节的部分
          └ 部分 ─┤ 十二皮部 ── 皮肤按十二经脉划分的部分
```

经络系统是一个沟通全身表里、上下、内外各部分,无处不到的系统。

曾经流行全国的针刺麻醉,令人叹为观止。经络现象也是真实存在的,比如经络敏感人在接受针刺时,可沿经络循行路线出现感传现象或皮肤反应,在十二经脉中有 6 条经以上出现全经传导,其余经脉的感传也能通过肘膝关节以上,还有循经性皮肤病等等。《黄帝内经》中对经络描述之具体、详尽令人惊叹,不容置疑。所有这些,都指向经络的真实存在。经络是怎样发现的仍然是个谜,最简单的推测是古人在生活中发现穴位的治疗作用，然后将穴位的点连接成经络的线。最神奇的是内景说，古代有人可以看见自己身体内部——内景的超人，经络是根据他们的观察而描绘的，现代也还有相似的报道，但证据不够充分。当代对经络研究花了很大力气，动员了国家力量。首先是以解剖生理的方法研究经络，认为经络是以神经系统为核心的体系。以后以经络现象为核心，用电、声、光、磁等方法证明其存在的客观真实性。新的观点认为经络只存在于活体，应采取与一般科学视角不同的方法来进行研究。对于经络的研究，与气不一样，气有本体论的内涵，不太可能用实证的方法得出结论，而经络要么是可以被证实的，要么子虚乌有。20世纪60年代，朝鲜金奉汉曾经发现了被称为"奉汉小体"的经络结构，轰动世界，以后证明是虚假的，金奉汉也自杀身亡。伪气功，弄虚作假的特异功能都曾风靡一时，但终归破灭。这些事件对于整个中医都是巨大伤害，教训必须汲取，实事求是才能立于不败。现在，经络对于我们仍然是一个谜，但可以相信，经过艰苦的探索，经络终归有水落石出的那一天。对于确有实效的针灸、气功，我们不应因其原理研究的困难而发生动摇。

（四）"形神兼备"的一元论

医学对精神现象是不能回避的。人的精神现象，包括意识、思维、情感诸方面,在中医看来都是神的表现。中医在这方面的主要观点是形和神的统一,也就是形神兼备。

1. 心藏神　神依附于人的整个形体而存在,特别是五脏,但最重要的是心,中医讲"心藏神"。也许是情绪与心脏搏动的关系密切,使古人得出"心藏神"的推断,孟子就说:"心之官则思"。中医对脑与神的关系也有描述,但远不如心重要。按今天的认识,脑主神明才是对的。中医界也曾对心主神明、脑主神明,乃至心脑共主神明进行过争论,结果是不了了之。现在看来,争论并无实际意义,如前所说,中医的藏象是以功能为主导的,某种功能与某一解剖脏器的联系搭配错误,只要不影响系统的协调、完整便可成立,不必为此而打乱整个体系来加以更正,这样反而得不偿失。这如同电学中规定了电流的方向为正极到负极,以后发现实际上电流基本是电子(负电荷)移动所形成的,应该是负极到正极,但我们并不需要改动原先对电流方向的规定,从而引起混乱。以功能为主,是我们了解中医必须时刻留意的。

2. 五神脏　中医说"心藏神",但又说"肝藏魂""脾藏意""肺藏魄""肾藏志",认为精神活动与五脏皆有关。在功能主导的中医理论中,任何一种功能都是依赖人体综合生理功能支撑的,虽然有主次之分,这种典型的整体论观点是符合实际的。我们仍然用人体免疫功能来说明,先天免疫与获得性免疫,免疫细胞与免疫分子,没有哪种免疫功能是某一部分单独完成的,整个免疫系统依靠信号转导等方式连成网络状,就像我们经常讲的一句话"牵一发而动全身"。神经是高度中枢化的系统,但也不是一切由中枢说了算。就拿人脑来说吧,当然是神经精神的主宰,如同君王,但离开了江山社稷哪有君王,脑的功能离不开内外环境的支撑。撇开血液供给这些基本条件,脑离不开激活系统,否则便会成为死寂的孤岛。换言之,脑如果没有与包括内脏内在的整个机体的信息交流将"瘫痪"。狼孩是众所周知的事件,狼孩有常人的脑结构,但失去了人类的生活环境,也就没有了与人脑一样的功能作用。神明与内脏相关,"五神脏"并非不可理解。如果我们用功能主导和广泛联系的眼光来看中医理论,就会心平气和得多,就不至于采取不屑一顾的态度。

3. 神与精气　神的活动场所主要在五脏,并与精和气密切相关,精气生神,神驭气控精。精充沛,神便旺盛;气行通畅,神的活动也就畅快。反过来,神对精和气有调节控制的作用,这就是人们常说的精气神三位一体的道理,是生命活动的集中体现。

4. 形神兼备 中医对神的理解已经超出精神范围,它不可度量,可以心领,难于言表,但并非不可捉摸,它是一个人内在生命活力的外在体现。这好比漫画,虽然寥寥数笔却将其内在的特质完全突显出来了,但神更神秘。以眼神来理解神更为确切,那样的丰富,那样的神秘,而又那样的清晰,可以洞穿肺腑,真正是心灵的窗口,却难以言表。如果把眼物化为一个成像的器官,眼神就消失了,物因神而精彩。神虽然依附于形,却是精气盛衰,脏腑强弱的集中体现,因而十分重要,正如《素问·移精变气论篇》说:"得神者昌,失神者亡。"没有形,神也就失去了依附;而没有神,形就没有灵魂,如同行尸走肉,也等于没有了生命,只有形神兼备才是健康的标准。"神"在疾病的诊断和治疗中有重要意义,脉象要有神,面色要有神,有神意味着精、气的充沛和全身的协调。对神的把握,也是中医的重要特点之一。形神兼备的理论意味着精神与物质的不可分性,两者一体两面,与二元对立观有本质区别。《素问·六节藏象论篇》有"五味入口,藏于肠胃,味有所藏,以养五气,气和而生,津液相成,神乃自生"的论述,含有此意。

二、中医疾病观

（一）八纲四维层次病机论

面对错综复杂的疾病现象，如何执简驭繁非常重要，必须要找到疾病共同的、最根本的道理在哪里。这个根本在哪里？在阴阳。"阴阳者，天地之道也，万物之纲纪，变化之父母，生杀之本始，神明之府也。治病必求于本。"《黄帝内经》对阴阳颂扬之后说了"治病必求于本"这句画龙点睛的话。阴阳是天地间的大道理，当然阴阳也成了所有中医理论中最主要的思想方法。中医认为健康的标准就是"阴平阳秘，精神乃治"，也就是阴阳保持和谐，在阴阳的消长中保持相对的平衡。而死亡便是"阴阳离决，精气乃绝"，人的阴阳各自分离，无法保持统一，人的生命也就终止了。那么疾病是什么？当然就是阴阳的和谐出了问题，不能保持动态的相对平衡，超过了正常的限度。治疗的根本目标就是恢复这种阴阳的和谐平衡状态，所以《黄帝内经》说"谨察阴阳所在而调之，以平为期"，这就是"治病必求于本"的意思，这个本就是阴阳。

中医的开拓者们都是阴阳学的大师，他们并没有止步于将疾病分别为阴阳两大类，而是通过深入观察和分析，把疾病看成是多维度、多层次的阴阳失调状态,其中最高一级就是阴阳、寒热、虚实、表里八纲,而阴阳又是八纲的总纲。

1. **热与寒**　阴阳概念的起源与阳光的向背有关,向阳的一面温暖,背阴的一面寒冷,是直接从阴阳衍生出来的普遍而基本的概念。热与寒相互矛盾,相互制约,又相互依存,应保持在合理的限度。太热,就像烈日炽烤大地,草木枯萎;太寒,犹如天冰地坼,万物凋零,都是灾难。热的本质是阳的过度亢盛,"阳盛则热";寒的本质是阴的过度亢盛,"阴盛则寒",古人以这种阳热、阴寒的眼光来观察世界,发现这是一个普遍的现象,人也不例外。比如在相同的条件下,有的人觉得热,有的人就觉得冷,这是因为人在生理上有体质寒热的差别。同样,感冒发热,有的人觉得身体热,不怕冷,还出汗;有的就感觉发冷,虽然穿衣盖被还觉得冷,不出汗,这是同一疾病不同个体的寒热差别。我们在碰伤的时候,开始时,受伤处红、肿、痛,皮肤热,冷敷比较舒服;几天后还痛,但不热,不红了,热敷比较舒服,这是同一个疾病不同阶段的寒热变化。中医在千百年的临床实践中,对疾病的寒热现象进行了仔细的观察,积累了丰富的知识,寒热成为判断疾病性质的一个主要、必须的尺度,就像我们用长度、重量、颜色来

47

辨别事物一样。

2. 实与虚　虚实是中医观察疾病的又一只眼睛,它来源于邪正观,正和邪是主导疾病的又一对基本矛盾。导致人得病的因素是邪(邪气),而人抗御病邪的能力为正(正气),包括使人不生病,或生病后能康复的能力。邪与正是对立统一体,无邪无所谓正,无正亦无所谓邪,邪能伤正,正能胜邪,正邪双方的对立、斗争、消长充满整个疾病过程,决定着疾病的转归。正胜邪退,疾病好转乃至痊愈;邪胜正衰,疾病恶化,乃至死亡。邪气包括环境因素(六淫、疠气)、精神因素(七情)、生活因素(饮食、劳逸失当)、各种意外,还有先天因素(胎传)等,这基本涵盖了中医病因学的三因论——外感/因六淫、内伤/因七情,还有特殊情况的不内外因。在疾病过程中产生的,对机体有害的产物,如瘀血、痰饮也是重要的致病因素。(表2-5)

病理产物是疾病过程中产生的,又作为病因引起新的疾病,所以也叫第二病因。除此之外,都是第一病因。

正气是以整个机体及其功能为支撑的,前面说到的"卫气"首当其冲,有核心作用,正气对邪气形成了层层屏障。邪正两方面,中医更看重正气的主导性,这就是"邪之所凑,其气必虚"的意思。

表 2-5 病 因 表

外感病因——┌六淫——风、寒、暑、湿、燥、热(火)
　　　　　　└疠气——强烈致病与传染的外感病邪,如非典病邪

情志因素——七情——喜、怒、忧、思、悲、恐、惊

饮食因素——┌饥饱失常——过饥、过饱与饥饱不匀
　　　　　　├饮食不洁——污染、变质
　　　　　　└饮食偏嗜——寒热偏嗜、五味偏嗜、嗜酒(烟)

劳逸失度——┌过劳——劳力、劳神、房劳
　　　　　　└过逸

病理产物——┌痰饮——气化失常,津液停滞
　　　　　　└瘀血——血行停滞,包括离经之血停聚
　　　　　　　　　　　体内与血运阻滞

其他病因——外伤、毒虫、药邪(毒副作用)、医过(医源性)、先天

正与邪的斗争,形成了两种基本的状态,一是以邪气盛为主,属"实",所以说"邪气胜则实";一是以正气不足为主,属"虚",就是中医说的"精气夺则虚"。虚实和寒热是有联系的,前面说的"阳盛则热"和"阴盛则寒"都是邪气有余的"实"的表现,可以分别称为"实热"和"实寒"证。口渴喜冷饮、面红目赤、汗出、烦躁、小便黄、大便干、舌红苔黄、脉数,就是典型的实热表现。身体发冷、四肢也冷、蜷缩而卧、舌淡而润、脉迟,这就是实寒证的表现。虚也可以产生寒热的现象,人体阳方面的亏虚,阴便相对亢盛,形成"虚寒"的状态,可见到面白、畏寒肢冷、神萎喜静、小便清长、下利清谷、舌淡白、脉迟或微细。人体阴方面的不足,阳便相对亢盛,

形成"虚热"的状态,可见到五心烦热、骨蒸潮热、面红升火、消瘦、盗汗、咽干口燥、舌红少苔、脉细数。这里我们列出了寒热与虚实的四个基本的典型症候,都是以临床表现的不同组合来体现其特征的,这也是证的一般表现形式。寒与热的区别很显著,虚与实的辨别就比较困难。特别是实寒与虚寒之间,很容易混淆,这需要实践经验的积累和综合所有临床资料进行判断。而且,虚实、寒热还有错杂,比如虚中夹实,实中兼虚等。另外,还有真假问题,比如真寒假热、真热假寒等等。所以,辨证是一件需要功力修养的事情。

虚实观已经超越了阳光向背的阴阳原始内涵,有可能是引入了兵家的虚实概念,这是对阴阳学说的丰富和发展,为中医的临床治疗学,为攻和补的治疗原则开拓了新的领域。

3. 表与里 表里是中医分析疾病的又一方向。中医认为,人体由表而里有皮毛、脉络、肌骨、六腑、五脏等不同层次,表里的第一层含义就是分辨疾病的位置。表和里是相对而言,六腑对筋肉而言为里,对五脏而言为表。对不同的疾病,表里的分析方法可以不一样,比如伤寒分三阳三阴,温病分卫气营血。除了疾病位置的含义,表里还有疾病发展趋势的含义,由表入里表示疾病发展加重,而从里出表则说明疾病好转,表里需要结合寒热和虚实来分析,从而得出表寒、表热;表实、表虚;里寒、里热;里实、里虚以及表实热、表虚寒;里实热、里虚寒等不同疾病状态。

寒热、虚实、表里是分析疾病的第一步,也是把握大方向的一步。表、实、热属阳,里、虚、寒属阴,所以八纲以阴阳为总纲。

4. 多层病机 在八纲之后,还需分析疾病各种不同层次阴阳失调的详细情况,比如气血的失调。气为阳,血属阴,气可以推动血行(气行血),也可以控制血在血管内流动而不溢出脉外(气摄血),而血可以化气(血生气),也可以为气的存在提供场所(血载气)。如果一个人有出血的现象,有可能是气过于亢盛(实、热),行血功能过度,也可能是气虚不能摄血(虚、寒),进一步还需分析,气的过度亢盛是否因为肝的疏泄过度;气不摄血是否因为脾气不足不能统血等原因,从而确定肝、脾等的具体病位。这仅仅是气血失调中的出血证的一个简单例子,整个出血的病机和气血失调的病机要复杂得多。除气血之外,还有精、津液、脏腑、经络等等层次的病机。(表2-6)

表 2－6　病机层次示意

病机层次
- 第一层次——基本病机——邪正盛衰、阴阳失调、精气血津液病机
- 第二层次——系统病机——某个系统病机,如脏腑病机、经络病机
- 第三层次——病类病机——某类疾病病机,如六经病机、卫气营血病机
- 第四层次——病证病机——某病证病机,如感冒病机、痰饮病机
- 第五层次——症状病机——某症状病机,如疼痛病机、发热病机

病机是用中医理论分析临床现象的结果,又指导临床,它是理论与实践联系的纽带,辨证论治基本就是辨病机论治,病机学对中医的发展起到火车头的作用。病机系统十分复杂,五层分类是简单的表述,但总体仍离不开八纲。

5. 病机要点　八纲加上在虚实中谈到的病因,我们就会对疾病得出病因(外感、内伤等)、病位(表里)、病性(寒热)、邪正关系(虚实)的判断,再根据不同疾病的特殊规律,推断疾病发展的趋势,这就是中医完整的病机概念。病机是中医对疾病的本质分析,是治疗的依据,极其重要,《黄帝内经》告诉我们要"无失病机""谨守病机,各司其属"。

总之,中医对病机的分析就是紧握八纲,详察各个层次,各种具体的阴阳失衡状态,为治疗提供依据。以阴阳为总纲

的寒热、表里和虚实是中医分析疾病的三个维度,如果加上证的时间流变,就形成了中医病机的四维架构。这样,中医在四维时空中层层编织成众多的病机网格,作为临床的抓手。

（二）值得发扬的四诊合参

要得出疾病的病机判断,必须收集临床资料进行分析。收集资料就是四诊,将四诊资料进行综合分析得出病机判断就是四诊合参。四诊是望——望形色,包括面色和舌诊等;闻——听声音,闻气味;问——询问有关病情的一切内容;切——包括脉诊和腹诊等。除了问诊,都是对患者的直接诊察,需要训练有素。即便是问诊,也需要既全面又要抓住要领,犹如办案,不得要领是审不了案件的。比如,咳嗽吐痰是肺脏疾病最主要的临床表现,单是对于痰,中医就根据其色、质、量、味等不同,需要分辨寒、热、湿、风、燥、虚寒、虚热、痰瘀等等不同性质,如果不对这些知识和临床特点了然于胸,根本问不出结果。四诊不能偏废,一般人都认为中医脉诊很神,其实中医说"望而知之,谓之神",有素养的中医可以从望诊中得到丰富的信息,而粗心者等于白望。最近,江苏卫视有一档节目叫"最强大脑",其中有一位姑娘,她能在无序排位的 30 对年轻父母与他们的 30 个不到 1 岁的宝贝间,从看宝贝找出他们的父母,或者看父母找出他们的宝贝,要知道,不到1岁婴儿的面部形态特征与父母的相似性是很少的。当主持人问她凭什么判断的时候,姑娘的回答是"神",我相信这位姑娘的回答。四诊的收集考验医生的临床技能,而四诊合参则考验医生的理论功底,综合分析能力及临床经验积累。四诊的功力需要反复、大量的临床积累,不能仅靠书本。淡白舌一般认为主气血虚或阳虚,但有一种淡白舌类似鸡肉被开水烫过,却主阴虚,这种知识只有在临床的细心体验中获得。诊断是治疗的前提,一个中医不重视四诊是不可想象的。

前面我们已经谈到,中医诊断的基本原理来源于整体观,就是《孟子》说的"有诸内,必形诸外",也如《黄帝内经》所说的"视其外应,以知其内脏,则知所病矣"的这个道理。人是一个有机整体,任何内部的变化必然在外部有所反映,从外部表现当然就能探究内部的变化了。中医四诊获得的都是外部宏观的信息,它真能反映人体的内部变化吗?其实,以外测内并非中医的专利,只不过限于条件,中医不得不对此特别倚重而已。西医有视、触、扣、听的传统检查方法,和中医的望、闻、切如出一辙,而问诊是中西医永远都必须重视的。在没有心电图和超声检测时,心脏科医师的最过硬的本事就是心脏听诊,心脏的结构性病变,主要是靠听出来的。在不久的过去,肺部的病灶,很多情况下是被敲(扣诊)出来的;蜘蛛痣、肝掌、二尖瓣病容、杵状指、水冲脉等等,这些"司外揣内"的诊断方法被使用,被重视。随着历史的脚步,检测方法日新月异,让我们忘记了不久的过去,今天,本来可以通过医生直接检查诊断的病都推给了实验室,推给了超声、CT、核磁共振等,我不知道这是不是进步的全部含义? 就像物质丰富了,是不是就不需要提倡勤俭节约了! 一些新的发现一直提醒我们,非侵入、低成本、简便的"司外揣内"诊断方法是不可忽视的重要发展方向。幽门螺杆菌可以用呼气试验检测,早期癌症也可以被狗嗅出来,中医是不是应该坚持并发展以表知里的诊断方式呢。

（三）灵活机动的治病求本

"治病必求于本"是中医治疗学的最高法则,但在强调原则的同时,没有忘记变通,没有忽略治标。标本如同阴阳,不是具体所指,而是一对具有相对性的概念,标对本言,本以标立。以邪正分,邪为标,正为本;以发病先后分,后发之病为标,先发之病为本;以症状和疾病的病机(病理)而论,症状为标,病机为本;以疾病的表里分,表病为标,里病为本,如此等等。这足以体现中医治疗学的灵活机动,如同兵法。

这里,介绍最基本的治疗原则。

1. 调整阴阳 　一切疾病都是阴阳的动态平衡失调所致,《黄帝内经》说"治病必求于本",这里的本首先就是指的阴阳,就是调整阴阳使之恢复相对的平衡状态,所以《黄帝内经》又说"谨察阴阳所在而调之,以平为期"。阴阳失调最基本的形式是阴阳的偏盛和偏衰,阳偏盛为实热证,应当用寒的办法治疗,即"热者寒之"。阴偏盛为实寒证,应该用热的办法来治疗,即"寒者热之"。阴阳偏衰是虚证,应该补其不足,阳偏衰的虚寒证用补阳的方法治疗;阴偏衰的虚热证用补阴的方法治疗。当然,这里谈的只是最高原则,如果联系到阴阳病机的各个层次,人体阴阳失调的治疗要复杂得多。

2. 扶正祛邪 　如前所述,疾病是正气与邪气斗争的过程,因此必然出现虚实的变化。邪气盛则实,实证的治疗原则就是祛邪,不同的病邪采用不同的方法,比如外感六淫,就应当分别予以疏风、散寒、清暑、祛湿、润燥、泻火(清热),瘀血则应化瘀,痰饮就应消痰化饮……邪正斗争好像两军对垒,战线犬牙交错,不断变化。敌人尚未深入,可以驱除出境,敌军深入腹地,适合聚而歼之。中医对病邪在表在里的治疗有所区别,在表可以外解,在里则需攻里,而且还有透邪出表等因势利导的办法。显然,中医的治疗学,借鉴了兵法的道理。

正虚应该扶正,根据阴阳的不同,分别予以补阳和补阴的方法,前面已简单述及。如果进一步分析,补益法还需分别气和精、血、津液的不同。无形之气属阳,气虚的发展就是阳虚,应当益气或者益气温阳。精、血、津液皆属有形之阴,其亏虚分别予以填精、养血、生津。另外,还应该区别部位的不同,特别是在五脏中的何脏,比如是肾精虚还是肾阴虚,是肾气虚还是肾阳虚,治疗当然也就各不相同了。

3. **标本缓急**　治本是抓住原因、针对根本的治疗,当然很重要,但治标未必就不重要,中医制定了一个处理标和本的原则,那就是"急则治其标,缓则治其本"。比如一个出血的患者,可能是肝火过旺,应该清肝泻火;也可能是脾气亏虚,应该补脾益气摄血,还可能是……如果出血量不大,可以针对不同原因进行治疗;如果血出不止,情况紧急,就需要采用一切办法先止血,这就是急则治标,即主要针对症状的治疗办法,然后再进行针对原因的治本处理。在许多情况下,治本与治标可以同时兼顾。

4. 三因制宜　三因制宜，就是指治疗应该因人、因时、因地而有不同。人是生活在具体的时空之中的不同个体，不同的时间和不同的地理环境对人体，对疾病是有影响的，这是治疗必须考虑的因素。人的遗传、性别、年龄、性格不同，体质就不一样，治疗就应该考虑周全。红楼梦第51回有《胡庸医乱用虎狼药》一段，说晴雯生病，姓胡的庸医不辨其柔弱体质而用虎狼之药，后经王太医纠正重开处方才符合病情。两人对疾病的诊断一致，不同之处在于对患者体质的认识，从而治疗方药也就不一样，这就是因人制宜。四季人体内阴阳消长的状态不一样，比如冬天人的阳气内敛，阴气固密，即便是热证，应该避免寒凉太过，如果是夏天，情况就刚好相反，这是因时制宜。不同地域的人，生活习惯不一样，体格也有区别，对药的反应也不同，也是需要考虑的，南方人火大，北方人寒多，欧美人壮实，在治疗上自然要有所区别，这当然就是因地制宜。

这里，我们只是简单地叙述了中医的治疗法则，可见中医治病如同排兵布阵，有法度，更有灵活性。胜仗有各式各样的胜法，败仗也有各种不同的原因，每个战例都不一样，不会有完全相同的两次战争。战争是艺术，中医治病也讲究艺术,知道这一点,再加上如用兵的用药方法,就会理解十个中医对同一个患者可能开出十个不同的方子来。

(四)治病武库——中药及其他

打仗得有武器,治病需要手段。纠正受到破坏的阴阳平衡,靠的是中药和其他办法。

1. 具四气五味的中药　疾病有寒热、虚实的不同,而中药有寒热、补泻的区别,用药性之偏,纠正疾病之偏这就是药物治疗的基本原理。中药包括动物、植物、矿物,但主要还是植物,所以中药又称本草。成书于东汉的《神农本草经》(简称《本经》)是我国第一部中药经典,与《黄帝内经》一样,并非出自一时一人之手,而是对秦汉以前中药的系统总结。《神农本草经》分上、中、下三品记载了365味中药,以四气(寒、热、温、凉)五味(酸、苦、甘、辛、咸)作为认识药性的第一原则。

中药的发现是长期与疾病作斗争的结果,传说"神农尝百草,一日而遇七十毒",从一个方面描绘了认识中药的艰辛。《神农本草经》在四气五味和补泻的基础上,进一步详细而准确地叙述了药物的各种具体作用,例如人参为草部上品,"味甘小寒。主补五脏,安精神,定魂魄,止惊悸,除邪气,明目,开心益智。"大黄为草部中品,"大黄,味苦寒有毒。主下瘀血，血闭，寒热，破癥瘕积聚，留饮宿食，荡涤肠胃，推陈致新，通利水谷，调中化食，安和五脏。"两千多年后的今天，我们对补虚圣品人参和祛邪猛将大黄的基本认识仍然与《神农本草经》大致相同。

《神农本草经》还提出了"君臣佐使"[2]与"七情合和"[3]的配伍规则，采用汤液、丸、散、膏、酒浸不同剂型使用，这些为中医方剂学和制剂学的发展打下了基础。《神农本草经》是当之无愧的中药经典。

2. 针灸与推拿　这是基于经络理论的治疗方法。针与灸都是在穴位上施治，人的穴位有 365 个，还有经外奇穴和阿是穴，因为穴位是经脉上气血汇聚的地方，可以接受刺激，并传导信息，而起到调节全身功能的作用，这是针灸治病的基本原理。我们知道，疾病是要分别情况使用或寒，或热，或攻，或补等办法治疗的。穴位是基本固定的，但不同穴位有不同的功能和适应证，可以供医师选择。另外，针的制作有不同，《黄帝内经》就有九针，各有不同用法，现在基本上都选用毫针，但手法不同，也有寒热、补泻的差别。针可补可泻，灸以温热和补益作用为主，可以酌情选择应用。

推拿是以手法或借助工具直接作用于体表的特定部位

或穴位来治疗疾病的方法。推拿的原理与针灸相似,与经络的经筋和皮部关系最密切。手法是推拿成败的关键。

耳针、头针、足疗、火罐、刮痧等皆属此类。

针灸基本依靠人体的自我调节来治疗疾病,没有药物治疗的顾虑,所以成了中医药走向世界的先头部队。

3. **手法和手术** 这里的手法主要指骨伤科的正骨术,非常有特色。

东汉末年的华佗是中医外科鼻祖,传说用麻沸散麻醉患者,可进行剖腹等手术。可惜,华佗的医术失传,否则外科历史恐怕需要重写。唐由之先生为毛泽东主席成功进行金针拨内障(白内障)手术,成了现代中医手术治疗的巅峰,现在中医除了在肛门直肠病方面保留了一些自己的特点外,基本采用了西医手术方法。

第三节 养 生 要 旨

养生,又叫摄生,实际就是保养身体。《素问·上古天真论篇》是《黄帝内经》的第一篇,主要就是谈养生的,养生可以强身健体,可以祛病延年,古人重视养生是理所当然的。"圣人不治已病,治未病,不治已乱,治未乱",治未病是中医的重要思想,养生就是治未病的主要办法。近年,养生形成热潮,养生的信息也很多,大家可取舍采用,这里只谈要点。因为只有掌握原则才有方向,才能提纲挈领,才不会被误导。

一、恬惔虚无——一个良好的心态

《黄帝内经》说:"恬惔虚无,真气从之,精神内守,病安从来。"这里的基本意思是说,人要保持精神上的愉悦,不要有过多的欲望,这样气就和顺,精、神都能保持充实饱满的状态,固守于内,病邪无从侵犯,自然就不会得病了。

中医认为,七情是人之常情,适当的情感活动是人体调节功能的表现,但过度则造成伤害,认为怒伤肝、喜伤心、思伤脾、忧(悲)伤肺、恐(惊)伤肾,就是指情感过度波动可以直接导致内脏气机的失调,进而气血与精气失调,最终是全身的阴阳失调,可以引起各种疾病。

西医对精神因素同样重视,它不但是导致精神疾病的主要原因,同时也与三分之一的躯体疾病有关,这些病被称为心身疾病,令人望而生畏的癌症便与精神因素有关。

因此,保持一个良好的心态,对健康实在是极端重要的,最好的办法就是恬惔虚无。

二、起居有常——一个良好的生活习惯

《黄帝内经》说"起居有常，不妄作劳"，这是养生的第二大原则，意思是生活习惯正常而有规律，主要有以下内容。

（一）规律作息，顺应四时

人是自然的产物，人应顺应自然节律，包括日节律和年节律。每天按时作息，比较容易理解，这里主要说一下顺应四时的问题。《黄帝内经》的第二篇叫做《四气调神大论篇》，主要谈我们应该如何根据四时阴阳的变化来调节我们的生活。归纳起来，基本上有两点，第一，调整作息，比如春、夏"夜卧早起"，（晚睡早起），秋天"早卧早起"，冬天"早卧晚起"。第二，衣着和心情也作相应调整，比如冬季主藏，衣着要注意保暖，情绪要内敛。

（二）不妄作劳

过劳是致病伤身的重要原因，一定要杜绝，包括劳心、劳力和房劳。劳心主要耗伤心血；"劳则气耗"，体力过劳伤及筋骨；男女房事过度则以伤肾为主。

（三）活动锻炼

中医不主张过劳，也反对过逸，有"久卧伤气""久坐伤肉"的论述，过逸会导致气血运行滞缓而损害健康。人应该

适当劳作、活动锻炼,传统方法有太极拳等许多强身健体的办法供我们选择。

三、饮食有节——一个好的饮食习惯

饮食的最高原则是气味合和,《黄帝内经》说"五谷为养,五果为助,五畜为益,五菜为充,气味合和而服之,以补精益气。"这里的气是指四气的寒、热、温、凉,味指五味的酸、苦、甘、辛、咸,是根据阴阳与五行对食物属性的判断,养、助、益、充显然有主次的区别,归纳起来就是我们应该分别主次,根据自己的身体情况,搭配进食各种不同的食物,以获得全面均衡又符合自己体质情况的营养,与营养学的均衡原则完全一致。(图2-2)

对于饮食习惯,我们可以更简单地总结成一句话,什么有益的食物都应该吃,什么都不要多吃。

四、虚邪贼风,避之有时——避免一切致病因素

中医名言"邪之所凑,其气必虚",强调了正气对邪气的抗御作用。但人总不是百毒不侵之身,对于病邪还是要回避的。传染源、有毒物、烟酒、灰霾……最好离得远点,特别是体质差的人。

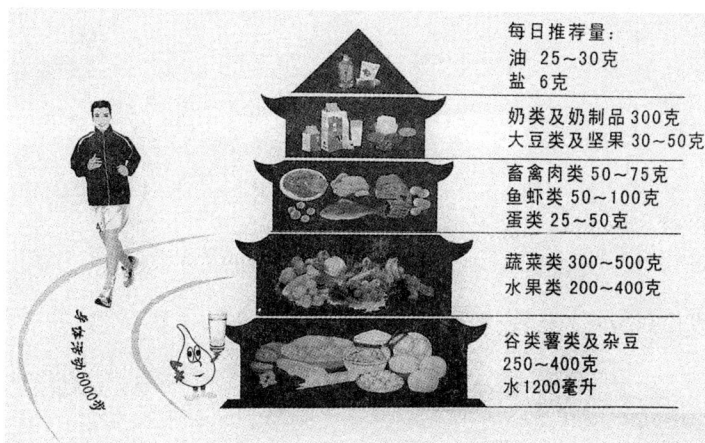

每日推荐量：
油 25～30克
盐 6克

奶类及奶制品300克
大豆类及坚果 30～50克

畜禽肉类 50～75克
鱼虾类 50～100克
蛋类 25～50克

蔬菜类 300～500克
水果类 200～400克

谷类薯类及杂豆
250～400克
水1200毫升

图2-2　膳食宝塔

　　中国营养学会发表了《中国居民膳食指南》，为便于理解和记忆，对于普通人群的膳食意见用宝塔的图形表示出来，这就是膳食宝塔，它与《黄帝内经》"气味合和而服之"的论断完全一致。

　　《素问·上古天真论篇》有一段纲领性的话"上古之人，其知道者，法于阴阳，和于术数，饮食有节，起居有常，不妄作劳，故能形与神俱，而尽终其天年，度百岁乃去。"如果我们真能把握阴阳与五行的精髓，掌握养生的要领而笃行之，享受百岁的天年是大有希望的。

　　以上，只是对中医基本理论作了一个极其简略的、跳跃式的描述。为了让读者有一个较为完整的概念，我将其内容作如下小结：人为父母所生，是一个自然的产物。父母生殖之精，孕育了后代原始之精（元精），《黄帝内经》说："人始生先成精,精成而脑髓生,骨为干,脉为营,筋为刚,肉为墙,皮肤坚而毛发长。谷入于胃,脉道以通,血气乃行。"这里描述了一个类似胚胎的发育过程,出生以后人以饮食为营养的来源。元精化生元气,成为人体的元动力,精气也可以化生血、津和液,他们之间都是可以相互转化的,这是一种气化过程。气精血津液生成了人体,包括五脏、六腑、奇恒之腑,以及五体、五官(九窍)、五液,他们以五脏为核心,形成五大功能结构体系,就像君主百官分工合作治理国家一样。肾贮藏精气,到一定年龄肾精便具有孕育后代的功能,肾主宰人的生长发育和生殖,是水液调节的主要脏器,为先天之本。脾主运化,与胃、大小肠等共同完成饮食物的受纳、消化、吸收,化生气血供养全身,脾(胃)为后天之本。脾还能保证血在脉中流动而不外溢。心主导血的运行,藏神,为精神活动的主宰。肝主疏泄气机,使人体气的运行平稳通畅,肝可以藏血。肺主气,通过气的宣发和肃降完成呼吸运动,同时输布津液,肺气与心血密切相关,所以说肺朝百脉、主治节。经络是联系全身上下内外的网络系统,通行气血,调节全身,传导感应,是人体不可分割的重要组成部分。人体的任何功能都是由主次不同的多器官共同完成的。人是血肉之躯,也是精神之躯,没有灵魂的躯体如同行尸走肉,人必须形神兼备。精气化神,神驾驭精气,管理全身,以心为主的五脏是神的主要活动场所,与脑有关。宇宙是一个整体,人与自然万物是一个整体,人本身也是一个不可分割的整体。他们息息相关,通过五行的归类而联系。阴阳的对立统一是宇宙间的根本规律。人体的各种功能和结构都是不同层次、不同内容的阴阳对立统一体,阴阳的矛盾运动是人体一切现象的根本。人体的阴阳运动与天地环境的阴阳运动相应。协调的阴阳运动变化是健康的本质,失调即为疾病,阴阳解体意味着死亡。疾病是外界和内在的致病因素——邪气,与机体抗御病邪能力——正气斗争的结果,从而导致阴阳的动态平衡失调。治疗疾病就是用药物、针灸等方法来祛除邪气,扶助正气,达到纠正机体阴阳失调的目的。养生则是从心态、起居、饮食和避邪四方面入手,达到养正避邪强身健体的目的。

注:

[1] 有诸内,必形诸外:是说凡是体内的一切,必然在体表(外)有形迹可寻,与《黄帝内经》所说"视其外应,以知其内脏"(《灵枢·本藏》),"司外揣内"(《灵枢·外揣》)的思想一致。

[2] 君臣佐使:组方基本原则,来源于《素问·至真要大论篇》:"主病之谓君,佐君之谓臣,应臣之谓使",指处方应按照主次

和不同作用进行配伍。

　　[3]七情合和：指两味或两味以上的药味配在一个方剂中，相互之间会产生有益或有害的多种多样反应，应趋利避害加以利用。来源于《神农本草经》："药有单行者，有相须者，有相使者，有相畏者，有相恶者，有相反者，有相杀者。凡此七情，和合视之。当用相须相使者，勿用相恶相反者。"

第三章

理论到临床的里程碑
——张仲景与《伤寒杂病论》

无论你是否从事医务工作，都应该想象得到，如果只有前面所说的医学原则，是不可能解决临床实际问题的，就像人们被告知，你可以在水中像鱼一样的游动，但贸然下水的后果基本上是被淹死。中医需要一个既精通理论，又有杰出临床能力的天才人物来搭建这座从理论通向临床的桥梁。东汉末年张仲景，撰写《伤寒杂病论》，创建以辨证论治为特点，理法方药完整的临床治疗体系，开创了中医从理论到临床的新篇章。

一、生平与《伤寒杂病论》的流传

张仲景，名机，字仲景，河南南阳郡人，曾做过长沙太守，故有张长沙之称。仲景生活于公元 150—219 年的东汉末期，由于战乱不断，灾荒频仍，瘟疫爆发，悲惨的现状促使他精研医药。他在伤寒论原序中说："余宗族素多，尚余二百。建安纪年以来，犹未十稔，其死亡者，三分有二，伤寒者十居其七。感往昔之沦丧，伤横夭之莫救，乃勤求古训，博采众方，撰用素问，九卷，八十一难，阴阳大论，胎胪药录，并平脉辨证，为伤寒杂病论。"

《伤寒杂病论》成书后即因社会动荡，不过数十年间便逐渐散佚，晋太医令王叔和发现了《伤寒杂病论》的残卷，将其中论述外感热病的部分编辑成《伤寒论》一书。《伤寒杂病论》的杂病部分一直散佚不全，直到宋代王洙发现《金匮玉涵要略方》这个完整的《伤寒杂病论》版本，林亿等人将其中的杂病部分辑成《金匮要略方论》，这便是今天《金匮要略》一书的来源。虽然张仲景的《伤寒杂病论》被一分为二，但很好地反映了原著的精神风貌。由于历代医家的努力，这两部书不但流传至今，而且对中医学做出了巨大贡献，这是非常值得庆幸的。

二、巨大贡献

如果说《黄帝内经》在中医历史上具有奠基的意义，那么《伤寒杂病论》则有里程碑的意义，因为它开创了中医的临床治疗学。

（一）创立以辨证论治为特色的临床治疗学

医学理论要与临床实践接轨，必须找到适当的方式。对于中医来说，这座从理论到临床的主要桥梁就是张仲景开创的辨证论治。

大家都知道，中医辨证，西医辨病，辨证论治成了中医的基本特点。"病"反映了疾病全过程表现出来的特点——一定的原因，基本的病理变化，大致相同的疾病发展过程和转归，"病"是纵向看待疾病。"证"则不同，可以说是从横向看待疾病，这包括两层含义，一是从不同的个体，一个是从不同的时段来看待疾病。首先我们从不同个体来说明，比如普通感冒，西医认为普通感冒基本是病毒引起的上呼吸道感染。中医从"证"出发来理解感冒就很不一样，根据不同患者的具体情况，可以分成风寒、风热、暑湿和体虚感冒（如气虚、阴虚感冒）等不同的证候类型，这是不同个体的一病多证。反之，西医的不同疾病，从中医辨证的角度看，常见不同个体的多病一证的情况，比如气血虚证，它可能见于失眠、贫血、月经紊乱、心脑供血不足、低血糖等疾病之中。现在从时间变化来看，比如急性气管——支气管炎，开始中医可能诊断为风热表证，以后出现发热、咽痛、咳嗽、气急、痰黄、出汗，则可能诊断为痰热壅肺证，随着病情的演变，"证"还会有更多的变化,这是不同阶段的一病多证。病与证的这种差异,是由病与证的不同内涵所决定的。从病的眼光看,只要病因、基本的病理变化相同,就是一个病。从证的眼光来分析,就是另外一回事,主要看病机是否一致,包括病因(如六淫或七情)、病位(如表或里),病性(如寒或热),邪正关系(如虚或实)以及疾病转归(如好转或恶化)。(参考第二章八纲病机)决定病机的因素主要有四个,病因、患者个体、环境以及疾病的不同阶段。换言之,证反映了不同疾病原因作用于不同环境中的个体,在不同的时间段里,表现出的不同临床特征。由此可见,由于决定病与证的因素不同,视角不一样,证考虑的可变性因素更多,自然会出现同病异证与异病同证的现象。如果用病与证打比方的话,一个像电影的基本情节,一个像电影的分镜头。证是治的基础,证决定了,治法和方药就可以随之确定,"随证治之"便成为中医的基本规则。比如中医辨证为风热表证的感冒,治疗就应该是疏风清热解表,自然应选用适当的方药或其他方法(如针灸)治疗。

总而言之,辨证论治偏向个性,辨病治疗侧重共性;辨证注意疾病随时间的变化,辨病始终紧握基本线索不放。在20世纪末的一次世界性的医学交流会上,大家一致认为比起群体化的治疗方案,个体化的治疗方案是最先进的,而创立个体化方案的医学家就是中国的张仲景,也就是《伤寒杂病论》所阐述的辨证论治。

应该说,辨证论治与辨病治疗各有短长,对疾病的处理,把握共性和个性都很重要,不掌握共性便无规律可寻,不考虑个性就做不到准确精细。

(二)建立理法方药俱全的临床医学体系

中医治疗疾病的方法是多种多样的。《黄帝内经》的时代,针灸可能占有重要的地位,因为约占半部《黄帝内经》的《灵枢》就被称为《针经》。到了东汉,《伤寒杂病论》确立了中药治疗的主导地位,形成了理法方药俱全的完整临床医学体系,并一直沿用至今。

理法方药是中医临床的全过程。"理"就是疾病的道理,就是要说清楚把疾病诊断为某某证的理由,也就是确定病因和病机。在病因方面,《金匮要略》提出"千般疢难,不越三条",成为中医主流病因说——三因论的源头。在病机方面,《伤寒杂病论》不仅完善了八纲这一最高层次的病机内容,而且创建了六经辨伤寒和脏腑经络辨杂病的两大系统,成为后世的典范。

中医的治则在《黄帝内经》中确立,而具体的治法则在临床家的手中发挥得淋漓尽致。清代程国彭《医学心悟》将中医的各种治法提纲挈领地总结成八个字，"汗、吐、下、和、温、清、消、补"，这就是有名的"八法"。在《伤寒杂病论》中，八法已经完备，有灵活生动的实际运用，并且配合方药形成体系。

张仲景对方药的贡献更为巨大。我们知道，《黄帝内经》全书只记载了寥寥十三方，多数方子的适用性不大，完全不敷应用。张仲景对《伤寒杂病论》中的不同证候，都给出了相应的治法方药，形成了完整的、可操作的临床治疗体系。伤寒论113方，加上金匮方，张仲景在《伤寒杂病论》中创立了二百数十首方剂，这就是鼎鼎大名的经方。经方的特点是选药精当，配伍严谨，用量准确，疗效确切。每方用药一般都在数位，每味药都是必须的，不可替代的，而且用量也恰到好处，针对性极强。比如《伤寒论》的麻黄汤，只有麻黄、桂枝、杏仁、甘草4味药，麻黄发汗解表为主（君），桂枝辅佐麻黄发汗解表（臣），杏仁增强麻黄平喘作用（佐），甘草起调和作用（使），治疗太阳病表实证发热怕冷，头痛身痛，无汗而喘的病证，可谓立竿见影。将麻黄汤的桂枝变成石膏，叫麻杏石甘汤，作用变成清肺平喘，治疗发热，咳嗽气喘，口渴，脉浮滑数的病证。如果再把石膏换成薏苡仁，叫麻杏苡甘汤，用于治疗杂病风湿一身尽疼，发热的病证。三个方子一共只有6味药，但经过精心配伍，可以治疗完全不同的三个病症，不能不说用药灵活、配伍严谨,而这样的例子在《伤寒杂病论》中比比皆是。从上述三证的比较中,我们也具体地体会到了张仲景揭示疾病"证"本质的非凡洞察力。经方的疗效确切,可以说"效若桴鼓",就像鼓槌击鼓那样应声出现,这是许多中医师的共同体会。应用经方如同一把钥匙开一把锁,前提是必须辨证准确,决不可滥用。经方的疗效不但被历代众多的临床实践所验证,而且被现代实验所证实。白虎汤是《伤寒论》中治疗阳明病经证热邪内盛,出现大热、大渴、大汗、脉洪大的病证,加上人参叫白虎加人参汤(人参白虎汤),治疗热盛伤津的上述证候。在《金匮要略》中人参白虎汤,被用在了病机相似的消渴病中,一个治疗外感病的处方,却被移植到内伤病中,充分体现了辨证论治的特点。由于消渴与糖尿病类似,所以现代用人参白虎汤治疗糖尿病,日本人曾经对其组方配伍进行了人参白虎汤治疗糖尿病的实验研究,结果是只有按照原方的组合,并且按照原方的剂量,效果才是最好的,神奇得不可思议。于此可见,中医的理法方药有严密的内在逻辑,具有一定程度的标准性、精确性和可重复性,绝对不是可以随意涂抹的万金油。另外,张仲景对方药的煎煮和服用方法也有细致入微的研究,对使用后出现的临床反应,使用不当的后果及处置等均有详细论述,还对中药剂型多有贡献。张仲景对方药研究的深刻、完整、系统性令人惊叹,难怪被后世尊为医方之祖,也被尊为医圣。

(三)创建外感和杂病两大治疗体系

人类疾病,林林种种,面对纷繁复杂的疾病现象,根据其内在联系,进行合理归类,确立诊治的基本规律,是极其重要的事情。这方面,是张仲景为后世建立了基准,那就是外感和杂病的两大体系。

感受外邪引起的,以发热为主要特征的疾病,称为外感病。热病源于《黄帝内经》,形成系统则归功于张仲景。《伤寒论》完整地论述了感受风寒之邪而引起的外感病,也就是伤寒病,制定了临床规范,那就是太阳、少阳、阳明、太阴、少阴、厥阴的六经辨证体系。这里,张仲景运用了阴阳六分法的概念,将伤寒病分成六个阶段,六个层次,也可以说是六个不同病位的六大类病证。首先列出六经的提纲,即六经病的诊断标准,然后叙述各经主要和次要病证的理法方药,以及误治变证的处置。另外,还系统阐述了六经病之间的变化联系。整个体系理论严密,辨证准确,治法中肯,组方严谨,疗效卓著。《伤寒论》充分体现了张仲景的学术思想和医学成就,成为中医治疗一切外感病的圭臬,其医学精髓也成为治疗一切疾病的准绳,所以备受尊崇,因此研究《伤寒论》成为中医史上不减的热潮。

《金匮要略》论述除外感病外的众多疾病，因为繁杂，故称杂病，全书共 25 篇，载病证 60 余种，以内科杂病为主，兼有部分外科、妇产科等病证。张仲景给杂病确立了脏腑经络辨证的诊疗体系，对不同病，不同阶段的证候，给出了理法方药俱全的诊疗方案，具有很高的实用价值。

伤寒与杂病的分类，并非随意为之，而是有内在原因的。第一，外感病，特别是传染流行病，如同外敌入侵的一场战争。人体抗邪是一种全体动员的"举国"体制，敌我双方的争斗态势瞬息万变，"证"的变化多端，但层次分明，因此伤寒采用六经辨证的方式是适宜的。杂病的情况犹如内乱，病位相对局限，进展相对缓慢，"证"的变化相对较少，"病"的特点比较突出，所以金匮采用以病为纲，病证结合的脏腑经络辨证体系是很自然的。第二，在治疗风格上，两者也有区别。中医说："治外感病如将，治内伤病如相。"治疗外感病可以大刀阔斧，只要措施得当，见效比较快；治疗内伤杂病则需要耐心，需要稳妥，需要积累，这也是外感与杂病分论的原因之一。当然，外感病与杂病之间并无绝对界限，特别是外感病的后期与杂病多有交叉，内伤病也可以感邪而兼夹外感，而且两者的基本原则是相通的。我们可以认为，《伤寒杂病论》

被分为《伤寒论》和《金匮要略》虽然为后世所为，但并未违反张仲景本人的意愿。

（四）开启辨病治疗之门

张仲景开启了辨证论治的先河，同时也开创了辨病治疗的途径，中医辨证，但不排斥辨病。金匮中的疟病、中风、历节、肺痈、消渴、黄疸、肠痈、蚘（蛔）虫等基本是以病为单位来论述的，在治疗上都有辨病的成分，至于截疟、驱蛔等治法显然是针对"病"的施治。《金匮要略》在病的诊断上也颇有建树，比如狐惑病基本上就是白塞病，西医是在 1937 年才由土耳其人发现这个病，比张仲景晚了一千七百多年。《金匮要略》辨病治疗的方法，成为后世专方、专药传统的源头。虽然我们不能给出《伤寒论》所论述疾病的现代诊断，但如果按照《伤寒论》序中"伤寒者十居其七"以及病情的高度规律性来推断，很有可能是比较单纯的病种，绝非《黄帝内经》"今夫热病者，皆伤寒之类也"所说的，包括所有发热性疾病的广义伤寒，而是《难经》"伤寒有五，有中风，有伤寒，有湿温，有热病，有温病"中的狭义伤寒。换句话讲，《伤寒论》实际上也有可能是在病的基础上进行的辨证论治，当然这与《伤寒论》所制定的法则具有广泛适用性并不矛盾。

辨证与辨病相结合的治疗原则，是张仲景留给我们的宝贵财富，我们在强调辨证论治的同时，切不可忽略了辨病治疗的传统。

三、崇高的仲景精神

张仲景伟大的医学成就，来源于强大的精神力量，这是今天非常值得我们效法的。

（一）博爱高尚

《伤寒论·自序》中说，他之所以"精究方术"是为了"上以疗君亲之疾，下以治贫贱之厄，中以保身长全"，据称张仲景曾为长沙太守，但他非常鄙视"竞逐荣势，企踵权豪，孜孜汲汲，唯名利是务"的人。张仲景诊病一丝不苟，他严厉斥责那种"相对斯须，便处汤药"不负责任的医疗作风。

高尚的动机，博大的爱心，认真的态度是成就张仲景的精神力量。

（二）勤求古训

张仲景感叹瘟疫肆虐，生灵涂炭，所以发愤研究前人留下的医学知识，"勤求古训，博采众方"，加上卓越的临床实践，才有可能写出不朽的《伤寒杂病论》。任何学问都有继承的问题，继承对中医尤其重要，因为中医第一手的理论精华与先辈的经验都在其中。

今天我们已经很少阅读原著了,常常满足于第二手,甚至第三手资料,乃至道听途说,以讹传讹,勤求古训的声音就显得特别的可贵。

（三）求实创新

张仲景是善于继承的人,更是大胆的开拓者,他师古而不泥古,决不墨守成规。《伤寒杂病论》虽然凝结了前人的成就,但辨证论治、辨病治疗、六经辨证、脏腑经络辨证和经方体系则是张仲景的首创。在整部《伤寒杂病论》中,张仲景极少引经据典,所有内容都来源于他的医疗实践和对理论的超凡见解。在张仲景面前,尊重实践超越了尊重古人,事实表明他是中医学创新的第一人。

（四）上下求索

张仲景治学严谨,对问题总是穷根问底,决不半途而废。这种坚韧不拔,勇于探索的科学精神,令今天我们这些中医的后继者们汗颜。无论伤寒或者金匮,对疾病的治疗不是仅仅给出了治法方药,而且对煎药法、服药法、服药反应均有详细记载。比如,煎渍药物的汤液,除了普通的水外,还有甘澜水、热汤、沸汤/麻沸汤、潦水、浆水/清浆水、泉水、酒、清酒、苦酒、白酒、蜜、马通汁等。显然,张仲景在药物合理提取等方面是狠下功夫的,虽然有的方法不会再用,但他这种探索的精神我们应当永远铭记在心。

张仲景是中医史上的伟人，近两千年来仅见的巨匠，不愧"医圣"之尊，他深刻地影响着中医。在他之前或同时代，虽然也有扁鹊、华佗等名医，但他们留下的主要是动人的故事而非影响深远的典籍，只有幸运的张仲景才以《伤寒杂病论》确立了中医的临床治疗学，搭建了《黄帝内经》从理论通向实践的桥梁。而张仲景所表现的实事求是，锲而不舍，精益求精的科学精神，是值得我们永远学习的。张仲景大爱的人格魅力，也会永远感召着我们。在需要开启未来的今天，我们期盼张仲景式人物的再现。

第四章

千 年 中 医

　　中医的魅力来源于理论的优势和实践的积累,如果把中医学比作机体,理论便是骨干,实践就是血肉,正因为中医有数千年的积累才如此博大精深。

　　中医学源头被认为是"三世医学",相传从伏羲制九针的上古就开始了,到秦汉之际是中医学奠基的时代,《黄帝内经》《神农本草经》《伤寒杂病论》的问世标志着中医的理论医学和临床医学业已形成,汉以后,中医学基本沿着这个轨道不断发展丰富。在这个过程中,不可避免地形成了不同流派和不同学术方向,构成了庞大的中医学体系。

第一节　流派纷呈

　　叙述流派的分野是为了梳理的清晰,其间必有交叉与混合,派别的划分当然就不可能泾渭分明了。

一、医经正统派

以《黄帝内经》为代表的理论经典和以《伤寒杂病论》为代表的临床规范一直被奉为中医正统,正统派强调经典的唯一权威性。

（一）医经派

以收集、整理、校勘和注释医经,特别是《黄帝内经》为己任,又可以分为注疏与分类两派。

注疏派尊重医经原文次序,比如校订疏注《黄帝内经》第一人的齐梁人全元起,整理《素问》的功臣唐代王冰。明代吴崑、清代张志聪等人亦对《黄帝内经》的注疏做出了贡献。与注疏派不同,隋唐杨上善、明代张介宾等人属于分类派,他们将《黄帝内经》内容进行分门别类的编撰,分成摄生、阴阳、脏腑、经络等若干类别加以研究。医经家们对《黄帝内经》的传承和理解做出了巨大贡献。

（二）伤寒派

他们维护《伤寒论》在中医临床医学中的唯一正统地位,可以分为三支。一支是《伤寒论》注家,历代逾千人之众,如金代成无己,宋代庞安时,明代方有执,清代柯琴等。另一支是广义伤寒家,他们对《伤寒论》的讨论范围扩大到一切外感热病,也就是所谓广义伤寒,其代表如北宋的朱肱,明代的陶节庵和清代的张志聪、俞根初等人。第三支活跃在清末民国初年,由于温病学派的兴起,同时也出现了强烈反对的声音,他们以反温病学派著称,可以称为伤寒原旨派。温病学是研究外感温热之邪所引起的热病,他们认为,温病学在理论上不严谨,在临床上浮泛,只有用伤寒的办法才能解决温病的问题,陆九芝、恽铁樵等是他们的代表。伤寒派医家对《伤寒论》的继承和发扬光大功不可没。

(三)传统杂病派

从张仲景《伤寒杂病论》起,便有了杂病与外感病的分野,杂病本包括虚损性的内伤病,但为突出内伤病的重要性,又有内伤杂病的称呼。既然杂病始于《伤寒杂病论》,凡以仲景学说为榜样治疗杂病的流派皆属传统杂病派。

1. 伤寒杂病派　他们的基本观点是,伤寒论确立的原则是万病通则,六经辨证的方法不但可以解决一切外感病,也可以治疗杂病,明末方有执、清代柯琴等即持此论。

2. 金匮杂病派　《金匮要略》以病名篇,注重专病专治与专方专药的使用,这成为本派的特征。最著名的医家为唐代孙思邈,他总结唐以前的医学成就,著《备急千金要方》,对中医学有全面贡献。《金匮要略》书中有附方若干,补充了张仲景未列出治疗方剂的内容，多数是引自《备急千金要方》，可见二者学术观点相近。明清之喻嘉言、徐灵胎、尤怡等人亦可归为该派。

二、后世杂病派

（一）河间学派

本派鼻祖为宋金时期河间人刘完素，他从外因六气着眼，主火热论，认为六气皆从火化，治疗应以寒凉为法。其私淑弟子张从正，主邪气论，认为病由邪生，应以汗、吐、下三法治之。元代朱丹溪为刘氏再传弟子，他从内因寻求火热的原因，认为主要在于阴虚，治疗上注重养阴。朱氏还从气血津液辨识疾病，特别重视郁结导致的气滞等病变。朱氏对杂病的影响甚大，有"杂病用丹溪"之说，其后继者甚众。

（二）易水学派

以研究脏腑虚损病机为主，善用补益之法。本派起源于金代易州张元素，元素因治好刘完素的伤寒病而名声大噪，但该派盛于其弟子李东垣。东垣强调后天脾胃，善于补土，为补土派的代表。传至明代，有赵献可、张介宾诸家，从先天肾立论，善补肾中真阴真阳，使内伤病的治疗趋于完善。

后世杂病派或从外因，或从内因，或从脏腑，或从气血津液探索疾病，并未脱离《黄帝内经》理论，也与仲景杂病观点一致。不同的是他们常自创新方，疗效不错，这本应该视为学术的发展，但却遭到伤寒派诟病。刘完素、张从正、李东垣和朱丹溪并称金元四大家，在中医学中占有重要地位。

三、温热学派

研究温热病邪所致外感热病为目标的中医流派，其开创可以追溯到刘完素，因刘氏重热邪而善用寒凉，这正是温热学派的主要特点。本派又可分为瘟疫和温病两个分支。

（一）瘟疫学派

瘟疫是温热病中传染性强，易于流行，病情凶险的一类疾病。瘟疫派强调瘟疫有特殊的致病原因，病机以火、热、毒为主，必须大剂寒凉解毒，明代吴又可是其代表。

（二）温病学派

本派兴盛于清代，他们认为，外感温热病邪所生热病，在病因、病机和辨证治疗上均不同于伤寒。温热病应遵循叶天士卫气营血辨证，湿热为患又当参照薛生白所论，而吴鞠通三焦辨证，提出又一个温病的辨证模式，至王孟英则为集大成者。

四、汇通学派

西医传入我国,约在 15 世纪初,17 世纪后影响日盛,中医对此有反对者,亦有吸纳者,后者便是汇通派的来源。汇通学派医家,有的主张中西医之间以理论沟通,有的主张以实效为据,也有说需取长补短,还有认为可以在用药上配合,如清代唐容川、清末民国初年的张锡纯等人,但他们都主张西为中用。清末民国初期的恽铁樵主张中医改进论,采用西医的解剖生理知识,仍主张保留中医精髓。中医科学化的提倡者陆渊雷则主张以西医为标准来实现中医的科学化,已经是中为西用了。

中西医汇通派的主张虽然都未达成,但他们的探索对今天如何处理中西医关系仍具有重要的借鉴意义。

从学术流派的演变历史中,我们不难看出,中医学的发展过程始终以经典为依归,但也存在着保守与革新的争论。这两者都是中医发展的动力,保守派对深度发掘经典与维护正统的纯正做出了很大贡献,而变革派则对开拓新领域起到关键作用。总而言之,自由的氛围,争鸣的局面,才是学术发展的沃土。

以上,主要是从学术观点和师承关系来梳理中医的发展史。实际上,中医这棵大树上还有许多重要的分枝,他们枝叶繁茂,自成体系。

第二节 一干多枝

一、针灸

建立在经络学说基础上的针灸学,源远流长,上有伏羲制九针,《黄帝内经》的后半部《灵枢》重点阐述了经络腧穴、针具、刺法及治疗原则等,所以又称为《针经》,可见古代针灸的地位不亚于方药。宋代王惟一铸针灸铜人,明代杨继洲完成《针灸大成》是针灸学发展史上的大事。

二、本草

中药(本草)是中医治病最主要的手段,而中药的应用基本上以方剂的形式出现,因此本草学与方剂学的是中医历史的重要内容。和前面医家流派的内容不同,本草基本来源于民间经验,被医者收集、整理、运用而成为草药,成为中药,方剂也有很深的草根性。可以说没有中药方剂便没有中医,从这个意义讲,中医是民众创造的。

《神农本草经》记载中药 365 味,并且确立了药物的性味功能与配伍基本原则。金代张元素著《脏腑标本寒热虚实用药式》,在继承的基础上完善了中药归经理论,以此作为药物作用部位的指标,是对中药理论的重要贡献。《神农本草经》之后,本草学进入了发掘、汇集与考据的阶段,历代均有新的本草书籍问世,盛世尚有官修本草,如唐《新修本草》,宋《开宝本草》等。到明代李时珍的巨著《本草纲目》问世,加上《本草纲目拾遗》,共收载中药 2600 余种。其后,本草学进入了理论研究为主的新阶段,代表人物如明代缪希雍、清代徐大椿等。

三、方剂

方剂学的发展与本草同步,对中药运用的研究形成了方剂学的基本理论,如《神农本草经》"君臣佐使"与"七情合和"便是配伍规则,汤液、丸、散、膏、酒浸就是制剂学的雏型。众多临床家和民间的医疗活动是方剂的源泉,《伤寒杂病论》200 余方;唐《外台秘要》已载方 6000 余方,宋《太平圣惠方》为官修,集 16000 余方;明代《普济方》更达到 61739 方之盛。其后,逐渐进入推求制方道理的阶段,如明末吴鹤高《医方考》,清代汪䌹庵《医方集解》等即是。

在专题研究方面,还有脉学/诊断学、病因学、病机学、治则治法学等,限于篇幅,不一一述及。

第三节 群星灿烂

中医学的发展离不开医学家们的努力。远古有传说的伏羲制九针,黄帝、岐伯论脉经,神农尝百草,为中医的开篇。见诸文字的有扁鹊、淳于意(《史记》),华佗、张仲景为大家熟知。汉以降,历代医家众多,兹举例介绍。

隋代最有影响的著作是巢元方的《诸病源候论》,是病因病机症候学的集大成者。唐有抢救《黄帝内经》的第一功臣王冰,但最耀眼的还是孙思邈。

一、药王寿星孙思邈

孙思邈(581—682),唐京兆华原(现陕西铜川市耀州区)人,伟大的医学家和药物学家,被后人誉为"药王",代表著作有《备急千金要方》《千金翼方》。

孙思邈是中医史上闪耀的明星,在众多方面贡献卓著,是百科全书式的人物。《备急千金要方》全面总结了唐以前的医学成果,《千金翼方》为晚年所著,是对前书的补充。两书各 30 卷,共载方 8000 余首,比《伤寒杂病论》200 余首有很大发展。书中既载经方,也有民间经验;既有理论,又涉及内、外、妇、儿临床各科以及养生、食疗、针灸、按摩、气功、解毒、急救等内容,已接近现代中医的临床分类,其影响远及日本、朝鲜。

孙思邈幼年体弱多病,为此耗尽家产,遂立志学医。孙思邈医德高尚,认为医生对患者应一视同仁,"皆如至尊","华夷愚智,普同一等",为患者疾苦"勿避险恶","一心赴救"。他淡泊名利,数辞皇家召请,毕生精研医药。所著《大医精诚》为医师道德行为规范的指针,成为与希波克拉底誓言齐名的世界医德名言。

孙思邈一生多隐居山林,边行医边寻药,对药学造诣很深,比如《备急千金要方》就载药800余种,对其中200余种详细介绍了采集和炮制等相关知识。孙思邈还总结出了许多宝贵的用药经验,他被尊为"药王"便不足为奇了。

孙思邈也是著名的道士,医源于道,皆重养生,孙思邈也深谙长寿之术。据说唐太宗召见他时,50多岁的孙思邈竟如少年一般,令李世民十分感叹。无论是否确有其事,但孙思邈的确长寿,并为后代留下了许多养生妙方。他对于食疗尤为重视,《备急千金要方》特列"食治"一门详述之。

宋代最突出的贡献是成立官方的较正医书局,林亿等官员对唐以前的重要医籍进行严谨的校订刊印,才使中医著作流传不断。金元社会颇多动荡,却形成了易水、河间两大学派,出现了金元四大家。

二、易水明星李东垣

李东垣(1180—1251),又名李杲,宋金时代真定(今河北正定)人,师从张元素,为"金元四大家"之一,是影响巨大的易水学派的代表。主要著作有《脾胃论》《内外伤辨惑论》等。

据说李家富甲一方,但李东垣母病,却无良医救治而故,于是奋发学医。李东垣主要的贡献是倡导"脾胃学说",强调脾胃对人的重要作用,脾胃属土,因此也被称作"补土派"。李东垣最有名的论点是"内伤脾胃,百病由生",他认为气是人身的根本,气受损伤是疾病的根源,而气必须靠脾胃滋养,这实际上是《黄帝内经》重视胃气思想的发展,也是脾胃为后天之本的体现。脾与胃主气的升降,但李东垣更强调生长和升发的一面。在他所创制的脾胃诸方中,特别喜欢用升麻、柴胡来升发脾胃之气,其中最有代表性的是补中益气汤(黄芪、炙甘草、人参、当归、橘皮、升麻、柴胡、白术)。补中益气汤用于治疗脾胃气虚,少气懒言,四肢无力,困倦少食,饮食乏味,不耐疲劳,动则气短;或气虚下陷,久泻脱肛、子宫下垂、胃下垂或其他内脏下垂的疾病,这用中医理论不难理解。

补中益气汤还可以治疗"大热",表现为气高而喘,身热而烦,渴喜热饮,其脉洪大,按之无力等症状,中医称这种治法为"甘温除大热",这里的甘温是指药物性温味甘的补益性质。李东垣用"脾胃气虚,则下流于肾,阴火得以乘其土位"来解释发热的原因,实在不大好理解。所以,"甘温除大热"引发了20世纪60年代一次中医界的大讨论,围绕什么是阴火,阴火怎么来的,热是什么性质等等争论不休。最后,基本达成一致,这种"大热"就是气虚发热,抛开了纠缠不清的理论阐述,直接与临床对接,采取了一种务实的正确态度。内科发热多为感染,用清热解毒是正道,但李东垣告诉我们,在某种情况下,要用温补的方法治疗才行,这与清热解毒似乎完全背道而驰,它是在启发我们,在特殊情况下,反向思维可能让我们开拓新的道路。"甘温除大热"并非空谈,许多人都有经验,个人也有体会,即便是感染性发热,如果气虚表现确实突出,甘温除热有很好的效果。甘温治疗大热的方法,绝不是纯粹理论推导的结果,因为它已经超出阴阳法则的一般规律,当然亦与实验研究无涉,很难用西医理论解释,完全是深入临床的总结。这使我们体会到,临床才是中医学的源泉和动力,理论需要随实践发展。李东垣的脾胃学说临床应用广泛而有效,它导致了命门学派的产生,在中医界影响很大。

三、滋阴圣手朱丹溪

朱丹溪(1281—1358),名震亨,家居浙江义乌,有小溪甚美曰丹溪,故以名之,人尊其为丹溪翁。30岁时,其母病,但"众工束手,由是有志于医"。"遂朝夕钻研"(《格致余论》序),奋发习医,辗转拜师于刘完素再传弟子罗知悌门下,最后成为该河间学派最有影响力的医家,故有"外感法仲景,内伤法东垣,热病用河间,杂病用丹溪"的极高评价,代表著作有《格致余论》《丹溪心法》(门人整理其著述而成)等。

丹溪从天象类比人生,论述"阳常有余,阴常不足"的观点,认为阳有余之相火亢盛与阴之不足互为因果,是疾病产生的重要根源,治疗应当滋阴降火。从《素问·热论篇》到刘河间"六气皆从火化",再到张从正的汗、吐、下攻邪三法,所论热者,皆外感实热之邪,至丹溪始将阴虚与虚火问题提到重要高度,使养阴一法得到普遍运用,可算填补空白,也是丹溪的最大贡献。

丹溪为南方人,重视养阴应当与他的医疗实践有关。我国地域广大,南北东西人们的体质差异很大,浙江地处东南,易见阴虚火旺,这可能是他提出"阳有余,阴不足"论点的原因之一。自丹溪始,南方众多医家崭露头角,影响益甚。

说到明代医家,不能不首先想到李时珍。

四、科学大家李时珍

李时珍(1518—1593),字东璧,号濒湖,湖北蕲州人,伟大的医学家、药物学家,代表著作有《本草纲目》《濒湖脉学》。

李时珍虽曾为应考读书,但仍立志继承家学,做一个好医生。由于医术高明,曾被举荐入太医院,但他不满官场污浊风气,还是回到乡里。不过,在太医院能见识皇家秘藏典籍和珍贵药材,这对他开阔眼界,日后编撰《本草纲目》还是有所帮助的。

《本草纲目》(以下简称《纲目》)是李时珍奉献给世界的宝贵财富,是他参考历代书籍800余种,不避艰险进行实地调查,历时27年才完成的我国古代药物学总结性巨著,在国内外享有盛誉,先后被译成日、法、德、英、拉丁、俄、朝鲜等10余种文字在国外出版。1951年,在维也纳举行的世界和平理事会上,李时珍被列为古代世界名人,他的大理石雕像矗立在莫斯科大学的长廊上。

李时珍编撰《纲目》的贡献是多方面的:第一,科学之星。李时珍历时27年,矢志不渝完成《纲目》,几乎耗费了他毕生精力。有感于历代本草"品类既烦,名称多杂,或一物而析为二三,或二物而混为一品",李时珍远涉深山旷野,足迹遍及河南、河北、江苏、安徽、江西、湖北等广大地区,访民、寻医、采集标本,对于每种药物他都"一一采视,颇得其真""罗列诸品,反复谛视",从而获得了真实完整的第一手资料。他冒险登龙峰山观察蕲蛇的生态,并亲历捕蛇、制蛇过程,便是生动的例子。《纲目》完善了不少前人对药物的记载,也纠正了许多前人的错误。李时珍顽强、奉献、严谨、求实的科学精神感召万代。第二,本草巨典。《纲目》有 190 多万字,编入药物 1892 种,其中新增药品 374 种,并附有药方 11000 余首,插图 1100 余幅。其规模宏大,超过了历代本草著作,成为明以前的药物学总结,同时也是一部内容丰富的中医学书籍。第三,百科全书。《纲目》的内容涉及植物学、动物学、矿物学、化学、天文学、气象学等许多领域的科学知识,达尔文称赞它是中国古代的"百科全书"。《纲目》对植物分类学的贡献巨大,他将 1000 多种植物,根据用途与形态、习性等的不同,先分大类五部(即草、木、菜、果、谷为纲),部下又分成三十四类(如草部九类,木部六类,菜、果部各七类,谷五类,是为目),再向下分成若干种,是一种按照实用与形态结合的逐级层次分类的科学方法,提示了植物之间的亲缘关系,得到世人赞赏。

《濒湖脉学》是李时珍留给我们的一部便于记忆，实用的脉学好书。

五、才华横溢张景岳

论才华，在明代众多医家中当数张景岳。张景岳（1563—1640），又名张介宾，明末会稽（浙江绍兴）人，是明代杰出的医学家，为温补学派的代表人物。代表作是《类经》《景岳全书》。

张景岳，幼年家境富裕，生性聪颖，性格豪放，有很好的国学功底。曾戎马数年无所成就，又复亲老家贫，于是潜心医道，终成大气。

张景岳对中医多方面皆有贡献，其代表作《景岳全书》几乎是中医的百科全书，是一部很好的临床参考用书。创"阳非有余，阴亦不足"之说，成就了温补学派，并为平衡阴阳、补益先天的重要治法奠定了基础，此其第一大贡献。张景岳初宗朱丹溪之说，但看见单纯滋阴降火的弊病后，改从张元素、李东垣注重温补的理论，作"大宝论"以太阳比喻人身真阳，阐述"阳非有余论"，又作"真阴不足论"，从而奠定了同时重视补益肾阴（真阴）、肾阳（真阳）的正确阴阳观，并且基本平息了命门学派的无为争论。张景岳拟定了大补元煎、左归饮、左归丸、右归饮、右归丸等著名补肾方剂。"善补阳者,必于阴中求阳,则阳得阴助,而生化无穷;善补阴者,必于阳中求阴,则阴得阳升,而泉源不竭。"是张景岳对调补阴阳治则的高度概括,为中医遵守的普适原则,成为千古名句,于此亦可见其文采之一斑。著《类经》是张景岳的第二大贡献。《黄帝内经》文字古奥,研读不易,张景岳将经文按内容重新归类,并进行详尽注释,是为《类经》。这是继隋代杨上善《太素》后第二个分类研究《黄帝内经》的著作,内容丰富,颇多新意,被赞为"海内奇书",是学习、研究《黄帝内经》重要的工具书。提出"中年求复,再振元气"的养生论点,是张景岳的第三大贡献。人到中年元气开始衰退,但未大衰,是应该,也是可以重振根基的,所以他说:"国运皆有中兴,人道岂无再振。""人于中年左右,当大为修理一番,然再振根基,尚余强半。"(《中兴论》)这是非常具有现实意义的。

张景岳性格豪放,思路开阔,喜标新立异,故易受到诟病,他著《新方八阵》对《古方八阵》作出补充,是对方剂学的贡献,但陈修园专门撰写《新方八阵贬》加以反对。

六、温病翘楚叶天士

明末至清,中医界最大的事莫过于温病学派的兴起。温病学派的发端,可以上溯金元时期刘河间(刘完素),明末直隶、山东、浙江温疫流行,吴又可按疫施治,著《瘟疫论》,是为温病独立发展的开篇。清中叶,叶天士与薛生白一善治温热,一长治湿热,使温病架构基本完成,后有吴鞠通、王孟英者,为完善温病学做出了贡献,而其中的杰出代表就是叶天士。温病学虽然理论渊源于《黄帝内经》,在辨证论治上则继承了仲景学说,但辨证纲领、诊察方法、治法方药自成体系,是中医史上第一次重要的突破,使中医对温热(感染、流行)病有了临床应对的有效办法。

叶天士(1666—1745),名桂,江苏吴县(今苏州市)人。叶天士少承家学业医,父殁家贫,早年即悬壶乡里。他聪颖过人,勤奋好学,又虚怀若谷,从 12 岁到 18 岁,他先后拜过师的名医就有 17 人之多,因此医业精进,年三十便闻名遐迩。叶天士医德高尚,后人称赞他"以患难相告者,倾囊拯之,无所顾藉"。他医术高明,"名著朝野","下至贩夫竖子,远至邻省外服,无不知有叶天士先生"。

叶天士最重要的贡献是确立温病"卫气营血"的辨证纲领,如同伤寒"六经辨证"一样,他阐明了温病发生、发展的一般规律。他说"卫之后方言气,营之后方言血,入营犹可透营转气,入血直须凉血散血",为温病的治疗确立了基本原则,他医案中的许多处方被整理后,成为治疗温病的基本方剂,现在常用治疗感冒的桑菊饮、银翘散实际都出自叶天士之手。叶天士总结了辨舌、验齿、辨别斑疹白痦等温病特殊的诊断方法。

神医叶天士建树颇丰,比如提出"胃为阳明之土,非阴柔不肯协和",主张养胃阴,补充了李东垣的脾胃理论;他还提出"久病入络"的新观点和新治法,至今仍具广泛的临床指导意义。

叶天士诊务繁忙,无暇亲笔著述,他留给后学者的宝贵医学著作,都是他的门人和后人搜集、整理的结果,主要有《温热论》《临证指南医案》等。

第四节　风雨一花甲

一、硕果累累

时间到了 1949 年,中国有了翻天覆地的变化,中医也迎来了全新的发展阶段,集中表现在中医取得了与西医同等的地位:承认中医的学科地位,科学院、工程院都有了中医的代表;建立了中医的现代教育体制,特别是高等教育机构,涵盖研究生、本科生各个层次,中医药大学或中医学院分布于全国各省及直辖市,师徒相传的形式基本淘汰;建立遍及全国的各级中医医院,中医从个体户走进医院,进入病房;成立中医研究院(现为中国中医科学院)等各级中医研究机构;中药形成产业。60多年来,中医在各方面取得了一大批成果,值得记叙的内容很多,现仅将与临床相关者举例如次。

(一)从葛洪到青蒿素

2011年11月23日国际医学大奖——美国拉斯克奖临床研究奖授予了中国中医科学院终身研究员屠呦呦,以表彰她"发现了青蒿素——一种治疗疟疾的药物,在全球特别是发展中国家挽救了数百万人的生命"。这是中国科学家首次获得拉斯克奖。评审委员会认为,屠呦呦教授领导的团队将一种古老的中医疗法转化为最强有力的抗疟疾药,使现代技术与传统中医师们留下的遗产相结合,将其中最宝贵的内容带入21世纪。屠呦呦在发表获奖感言时表示:青蒿素的发现是中国传统医学给人类的一份礼物,传统中医药多年来一直服务中国和亚洲人民,开发传统医药,必将给世界带来更多的治疗药物。疟疾是危害人类的古老疾病,喹啉等是有效的西药,但对恶性疟疾无效,越战期间,美军因此减员数十万人,曾花重金研究新药,最终失败。我国在20世纪70年代研究青蒿素成功,最终以青蒿素为基础的复方药物成为治疗疟疾的标准方案，世界卫生组织（WHO）将青蒿素和相关药剂列入其"基本药品"目录，对凶险的恶性疟有效。在青蒿素的研究中，中医用青蒿治疗疟疾的记载为研究者指示了方向，东晋葛洪《肘后备急方》说"青蒿一握，以水二升渍，绞取汁，尽服之。"水渍取汁的用法为青蒿素的提取提供了重要线索。青蒿素的成功，证明中医药的确是一个伟大的宝库，也大大促进了中药研究向有效成分方向发展的进程。

（二）从剧毒药变救命药

砒霜的剧毒人人皆知，但以毒可以攻毒，民间有用砒霜治疗淋巴结核的方法，以后被用到了治疗癌症。哈尔滨医科大学的张亭栋教授发现其中的有效成分是三氧化二砷，经过长期的努力，终于完成了砒霜治疗白血病的研究，并获得国际医学界的承认。2011年9月，张亭栋教授荣获葛兰素史克（GSK）中国研发中心生命科学杰出成就奖，颁奖词中说："三氧化二砷，堪称中国过去一个世纪最重要的一项来自中药的药物发现"。该项工作最终的完成是依靠了集体的力量，曾任中华人民共和国卫生部部长的陈竺教授也做出了贡献。

（三）由之拨内障

1975年，中共中央决定：由唐由之为毛泽东主席做白内障手术，7月23日晚上得到毛主席的首肯。手术室就设在毛主席的书房,由于唐由之技术娴熟,手术一会儿就做完了。唐由之给毛主席眼睛包上纱布时问主席:"手术已经做完了,您有什么不适吗?"主席说"我还以为没有开始做呢!"此事成为中医史上的一段佳话。

唐先生曾师从上海中医眼科名家陆南山,深得其传,又在北京医学院学习5年,中西医基础及眼科专业功力过人。"金针拨内障"是从唐代就有记载的一种中医眼科手术,唐先生经过潜心研究,改革传统方法,经过大量临床实践,创新了一种简便、安全、可靠的白内障针拨术,唐先生的手术也达到了炉火纯青的地步,比起当时西医的白内障摘除术更快捷、安全、损伤小,所以才有了给毛主席手术的那一幕。

现在白内障基本采用晶体置换术,"针拨白内障"成为了历史,但它给我们的启示还在。

（四）惊世针麻术

现代外科的开拓者约翰·亨特(John Hunter)可以做很多的手术,但受阻于手术疼痛和术后的感染。后来,由于麻醉和消炎药的问世,才有了今天的外科学。麻醉对于外科的重要性,可见一斑。

针刺麻醉——针刺经络穴位麻醉疗法,就是用针刺穴位的办法实施麻醉进行外科手术。它兴起于20世纪50年代末的上海,70年代风靡全国,各种媒体广泛报道,甚至权威的《红旗》杂志辟出专门版面讨论,影响及世界。到1979年全国针刺麻醉手术总例数已跃增至200万例,手术种类接近百种,几乎遍及各科常见手术。评论说:"从针刺治疗到针刺麻醉,是中国针灸学发展史上的一次飞跃,使历史悠久的中国医药学大放光彩。针刺麻醉的出现和发展,将推动人们进一步探索经络学说等中医基本理论的实质,同时对现代生理学、生物化学、解剖学等基本理论学科也提出了新的研究课题。"

的确,针刺麻醉安全有效,对人的生理干扰小,患者始终处于清醒状态,有利于术者避免不良手术损伤,术后恢复快,这是许多人亲眼所见,我亦曾参与其中。的确,针刺麻醉大大推动了对针灸原理的研究,特别是对针灸镇痛的研究,对整个中医也是一剂兴奋剂。然而,镇痛不完全、个体差异大和内脏牵拉反应也使针刺麻醉的应用受到限制,而爆发式发展之后,随之而来的是急剧的冷却。目前,针刺麻醉基本上已经退出手术舞台。

针刺麻醉令我们想起一件差不多同时间,发生在大洋彼岸的事。1971年美国总统尼克松曾签署了"向癌症宣战"的国家计划,投入了651亿美元的巨额经费,虽然取得了不少进展,但癌症依然还是不治之症,2002 年国际癌症预防联盟(CPC)无奈地指出:"我们输掉了这场战争。"

看来,医学的事,必须深思熟虑、坚韧不拔、持续进取,而运动式、长官式、揠苗助长式都是短命的,难以持续的,猴子掰玉米式更是可耻的浪费。

(五)从冠心Ⅱ号到通心络

随着人们物质生活的日益丰富,我们的饮食与生活习惯也日益西方化了,以前比较少见的"富贵病"越来越多,冠心病成了常见病。冠心病最常见的临床类型就是心绞痛,所以心绞痛也就成了临床中医师要应对的家常便饭。但对于 20 世纪五六十年代的中医界而言,冠心病几乎是个全新的领域。

郭士魁先生从学徒习医,不断深造精进,先后师从名医赵树屏、冉雪峰,1961 年后调中医研究院西苑医院心血管病研究室工作。郭先生依据中医真心痛、胸痹心痛等疾病理论,提出活血化瘀、芳香温通治疗心绞痛的法则,创制了冠心Ⅱ号方(丹参、赤芍、红花、川芎、降香)、宽胸丸和宽胸气雾剂等名方,为中医治疗冠心病开辟了一片天地。

在郭先生等人开创性工作的带动下,全国形成了研究活血化瘀与治疗冠心病的热潮,治疗心绞痛的新制剂不断涌现,如速效救心丸、麝香保心丸就是成功的例子。复方丹参滴丸是中医的传统理论与现代药学新技术相结合的结晶,有剂量小、服用方便、溶出速度快、起效迅速、可直接经黏膜吸收入血、生物利用度高、疗效高、无明显毒副作用的特点。荣获国家科技进步二等奖的通心络胶囊是中医治疗心血管病的新成果。长期以来,中成药用于冠心病、心绞痛等心血管疾病的治疗,已经成为国内心血管用药上的主导药品。

（六）非典之战

2002 年末,粤港两地出现可怕的传染病,这就是我们记忆犹新的"非典型肺炎"（非典）——重症急性呼吸综合征,这是一种由 SARS 冠状病毒引起的急性呼吸道传染病,主要传播方式为近距离飞沫传播或接触患者呼吸道分泌物。2003年 3 月以后,非典向内地传染流行,疫情迅速向全国扩散,其中尤以北京为烈。非典病情凶险,据 WHO 公布数据,全球累计非典病例共 8422 例,涉及 32 个国家和地区,病死率近 11%。

非典是人类此前未曾经历过的,仓促之间,人们只能依靠以往的经验,拿起已有的武器进行抗争。西医除氧疗为主的对症处理外,主要是激素疗法,并用抗生素防治继发感染,对病毒本身无有效药物。这种方法,成功挽救了不少患者的生命,但大剂量激素所造成的骨坏死等严重后遗症让幸存者苦不堪言。

中医,特别是广州中医药大学附属医院的医务人员参加了这次人类与疾病的遭遇战。他们以中医温病学的理论和实践经验为依据,采取中西医结合的方法,取得良好的治疗效果,其中邓铁涛老先生功不可没。中医疗法在减轻症状、缩短病程、减少激素与抗生素的用量等方面发挥了重要作用,得到 WHO 专家和卫生部的肯定,是中医治疗外感瘟疫病的一次闪光。中医对完全没有经历过的非典为什么有效?它是否提示中医外感病的传统理论和实践把握了感染性疾病的某些规律,值得我们深思。

二、漫漫前方路

60 多年来,比起中医在形式上的巨大变化,内涵方面的进步显然不足,取得的成果与大量的投入不成比例,与民众的需求相距甚远。有人这样评价中医,"理论在经典中画圈子,临床在经验中翻筋斗",中医陷入了自我封闭的循环。这个评价也许有些偏激,但一针见血。我们经历了"中西医结合",创立中国独有的"新医学新药学"阶段,也有过"中医现代化"的奋斗,也曾打算中医学独立发展,但仍然举步维艰,方向不明，不知路在何方？从中医临床成果的几个例子来看，具有重要影响的，主要是从中药中发掘的西药，中药宝库基本上也只是一个提供原料的矿床。针拨白内障手术和针刺麻醉有中医的内容，但也仅仅是西医基础上的中医技术嫁接，难于持续。冠心病和非典的治疗，具有中医的特色，但以西医学的标准来衡量评价有限，甚至得不到应有的肯定。另一方面，强劲发展的西医学，如同黑洞一般吸引着整个中医界，有的中医看病已经放弃传统的四诊了，当患者对此提出疑问时，有一位中医师回答说："那是封建迷信！"这一句刺耳而且令人伤感的回答，并非个别人的想法，与前面谈到的王斌部长的观点一脉相承。我们应该警醒了！今天，部分人还坚持着中医的传统，整体而言，中医基本是按照西医学来规范，换言之，中医处于被改造、被溶蚀的地位。这是长期以来各种力量博弈的结果，也是西医一统天下的必然，中医似乎有正行走在"邯郸学步"的道路上之虞！如果中医命该如此，那是谁也改变不了的。如果不是，让宝贝在我们手中消亡，那便是我们这代人的罪过。要回答这个问题，必须解决如何正确看待中医和西医，如何正确处理两者的关系？所以，我们下面将讨论中西医的不同与相同，为我们的取向提供一个视角。

第五章

中 西 有 别

同样起源古老的医学，中西医走了很不一样的道路，形成各自不同的体系，差别意味着丰富，没什么不好！

西方与东方的医学，都是在摆脱巫术后独立的，在早期，两者有很大的相似性。比如被誉为医学之父的希波克拉底的血液、黄胆汁、黑胆汁和黏液四体液说，盖伦认为人的肝、心、脑是主要器官，气（灵气）可以通过血液输送到全身。他们的时代分别与《黄帝内经》的作者和张仲景相当，相比之下，西方医学从理论到实践未必高过东方。直到 16 世纪，从维萨里到哈维的《心血运动论》，解剖学兴起，从此西方医学走上了解剖实证的道路，插上了科学的翅膀。中医则在整体把握的道路上，依靠大量的临床实践不断积累。不同道路是由不同社会文化背景决定的，因此结出了不同的果实，这让我们得以品尝到不同的医学滋味。

中西医根源相似，目的相同，但差别的确很多，在不同中也有相同，主要有下面十一个方面。

第一节　整体与还原

关于整体与还原，在第一章已经谈到，为了说得更明白一些，我们举一个浅近的例子来加以说明。要选一个好西瓜，通常有两个办法，一是拿一个整西瓜，通过看、掂、拍、听等办法来判断好坏；再一个办法就是开一个小口，取出一小牙，直接品尝。哪种方法好？显然各有优点。前面的方法属于整体把握，理由是因为西瓜的整体（外部）与局部（内部）的瓤密切相关；而后者的方法是通过局部来把握整体，因为整个西瓜的瓤是由部分组成的，只要尝一片就知道全部了。从挑西瓜的两种方法，不难看出认识事物的两种方式，前者不破坏事物的完整，先确定整体的规律性，从整体出发认识局部；后者分解事物，从研究细节开始，再还原成整体的结构和属性，它们可以分别称为整体论和还原论。

虽然《黄帝内经》也说："若夫八尺之士，皮肉在此，外可度量切循而得之，其死可解剖而视之。"但整体而言，中医强调宇宙和人的完整性，是偏向于整体论的：确信内部的一切变化在外部必有所表现，主要通过外部观察的方法建立以藏象为核心的人体生理病理模型；依靠望、闻、问、切的宏观方法来诊断疾病；以调节人体各个层次阴阳平衡为基本目标的治疗原则；使用天然原料为主的药物疗法；基于经络体系的针灸疗法……如此等等，都体现了整体原则。当然，中医整体论具有原始、初级的性质，这种认知方式使中医在宏观把握上不迷失大的方向，却带来笼统与模糊的不足，并且缺少不断深入的发展动力。借助包括系统论、整体论等现代理论的发展，是中医必须认真考虑的方向。

西医以解剖为基础，把人分成系统、器官、组织、细胞、亚细胞、基因、分子等不同的层次来加以认识，然后再把他们还原（组装）成一个整体的人，以此解释人的一切生理病理现象。把高层次的生命现象归结为低层次的物理、化学现象，是生物还原论的又一主张，这也正是西医学的重要特征。诊断疾病必然要追溯到解剖生理定位和理化检查指标的异常，否则疾病难于成立。治疗则是针对具体的致病因子、结构或生理功能的某些环节。毫无疑问，西医具有还原论的基本特征。当然，西医也讲整体，还原论本身也是希望还原到最初的整体，但不可否认的是，还原论是以破坏整体为出发点的。

在还原论思维的指导下，解剖学、生理病理学、生物化学……成为医学的基础，细胞、微生物、抗生素……一直到人类基因组计划的成功,现代生物与医学一路凯歌。基因,这是生物还原论登峰造极的成就,在人类基因组计划完成之时,整个世界都以为找到了 DNA 双螺旋结构这把万能的金钥匙,生命之谜被打开了。在犯罪基因被发现时,着实令人大为鼓舞,似乎人的一切——外貌、性格、行为、疾病……都受控于此,人的命运已经被基因决定了。然而,后来的事情却令人失望。由于不能忽略犯罪行为的环境因素,犯罪无法简单地归结为犯罪基因,最后美国科学院不得不说这事"未经充分证明"。癌症属于基因病,人们本以为可以依靠基因技术来战胜癌这个恶魔,结果是又一次的失望,因为恶性肿瘤发病的环境因素甚至可以占到80%~90%的比重,单纯盯住基因根本行不通! 人们悲哀地发现,许多疾病仍无法治愈,许多疾病的发展仍无法阻止。一系列事实告诉我们,基因决定论是不能成立的,需要回到环境等整体因素,分析到头来还得回到综合,单纯分析的不足并非靠我们不断的努力就可以得到解决,其中一个重要问题是研究方法本身的先天缺陷。原因在于,解剖结构式的研究破坏了整体,其研究对象是机体的部分,甚至是尸体,与活生生的人有区别;实验也是在严格的条件控制下进行的,事物的广泛联系被割裂了,因此我们只能得到近似值,就像用不断倍增圆内接正多边形的边数求出圆周长的方法一样,始终得不到圆周的准确数据;有些只能在活的整体上才有的现象,根本就看不见了;分解的方法对整体得出错误结论也是可能的。关于这一局限性,恩格斯有过深刻的论述,他在《反杜林论》中叙述了人类早期动态而整体的"这种原始的、朴素的、但实质上正确的世界观"后说道:"真正的自然科学只是从 15 世纪下半叶才开始,从这时起它就获得了日益迅速的进展。把自然界分解为各个部分,把各种自然过程和自然对象分成一定的门类,对有机体的内部按其多种多样的解剖形态进行研究,这是最近 400 年来在认识自然界方面获得巨大进展的基本条件。但是,这种做法也给我们留下了一种习惯:把各种自然物和自然过程孤立起来,撇开宏大的总的联系去进行考察……就造成了最近几个世纪所特有的局限性,即形而上学的思维方式"。恩格斯深刻分析了人类不同阶段认知方式的优缺点,让人们看到在不断的进步中,我们很可能失去了一些好的东西,这是值得我们反思的。

整体与还原是一个宏大的命题,非简短文字能说明白,但我们可以得到如下的印象:整体论是先确立整体原则,再深入到局部,主张整体高于部分;还原论从细节了解整体,认为部分决定整体。与公理一样,整体论与还原论的主张都是人们的事先设定，都是从一个方向出发的认知方式，都有局限性，都不应该被绝对化，二者能否整合，考验着人类的智慧。

第二节　黑箱、白箱与灰箱

黑箱是控制论名词，就是指那些既不能打开，又不能从外部直接观察其内部状态的系统，比如人的大脑，我们只能通过信息的输入（刺激等）和输出（反应等）来了解其内部，这便是黑箱方法。

中医被认为是典型的黑箱辨识，而西医则是与此相对的白箱论。一般认为黑箱应该打开，白箱优于黑箱的方法，白箱将认识对象（人体）一层一层地打开，都看个清清楚楚，明明白白，具有深入、精细、准确的特质，而黑箱则带有表面、笼统、模糊的不足。然而，白箱方法则无法解决破坏整体性的缺陷，每一层次的打开都是以丧失该层次整体属性为代价的。我们将一个人麻醉后开肠破肚，还能指望了解他的性格特征吗！还能把握环境因素对他生理指标，比如血压、心跳的影响吗？另外，对白箱的追寻可能是一个永无止境的探索过程，最终的结果可能都是分子、原子甚至基本粒子，这显然不是医学的期待。认识事物并非需要追求终极的白箱，比如一个机械故障的排除，只需打开到相应部件，而不需要拆散全部零件，更不需要追问到各种材料的生产。这也如审美，看一个人的美，是需要合适的距离，太远看不清，太近也不行，用显微镜就看不出美了，把脸蛋分解成鼻子、眼睛、嘴巴各个部件也不行，美是具有整体和谐性的。因为可能与需要两个原因，我们基本上都处于灰箱认识阶段。人们既需要有白箱的清晰，也不能完全抛弃黑箱辨识的完整，白箱与黑箱的认识方法是互补的。比如，为了理解人关节的运动，我们将关节解剖开来，把骨骼、肌肉、韧带……都一一看清楚，并研究这些结构的代谢、生理特点，这显然是白箱的认识方法。然后，用我们前面所了解的知识，构想一个完整的，活的关节，由此来理解关节的整体结构和功能，解释其生理现象，这又属于黑箱的思维了。在诊治关节的疾病时，也是如此。我们用一切相关知识来判断眼前的疾病，并实施合理的治疗，而不是把它大卸八块。在这里，白箱与黑箱是互补的，也可以说白箱辨识是为了更好地进行黑箱辨识服务。

看来，清晰和局限，笼统与完整似乎是一对孪生的姐妹，我们无须争辩黑与白的绝对合理与先进。让我们用扁鹊的故事来结束对白箱与黑箱的讨论吧！《史记》说长桑君授扁鹊医术,扁鹊因此能"视见垣一方人"(视力穿透墙壁),"以此视病,尽见五脏症结"。不破坏人的整体结构,却能看见体内的一切,这是古人的梦,也是我们应该努力的方向。现代技术,比如影像诊断,幽门螺杆菌的气体分析检查等,这些都使我们离梦想越来越近。

第三节　治人与治病

无论中医西医,治病救人都是天职。但在对待人和病的关系上,中西医是有所区别的。中医把疾病看成是人体阴阳失调的表现,病不是单独的存在,看见的是生病的人。西医从结构出发,强调病灶和病原的存在与去除,看见的是人生的病。一个重在治人,一个重在治病,形成不同的风格。

一、治本与治标

在发病机制上,中医更强调内因,《黄帝内经》说:"邪之所凑,其气必虚。"在病与人这一对标本中,人是本,病是标,中医注重对人的调整,而西医主要针对的是病因,是病理改变,是病理变化所表现出来的检查结果。从这个意义上讲,中医以治本见长,而西医着重治标。比如很常见的血管性头痛,西医对其血管的异常舒缩变化与头痛的关系研究比较透彻,治疗也是以调节血管舒缩为主。中医则认为,头痛是标,其原因多在肝阳上亢、化火生风,而久病体虚者,往往有阴血亏虚,办法当然是辨证之后施以不同的治疗,而未必对血管起到多少直接的作用,但可以收到很好的效果。

二、激发与替代

对于人体的各种失调,中医重在调动、激发人体的自卫修复功能,西医往往采取替代的办法。比如,身体亏虚,食少、腹胀、嗳气、便溏,中医一般诊断为脾虚胃弱,用健脾和胃的方法调动人体的消化功能,常常有很好的疗效。西医对于这种功能性病变的办法并不多,主要是补充消化酶、甚至稀盐酸,或者服用胃动力药,基本是用替代人消化功能的办法来帮助消化,但效果似乎不及中医的好。用"授之以鱼,不如授之以渔。"来说明两者之间的差别应该是合适的。

三、症状与指标

中医认为,疾病是人体的失调,失调就会不舒服,所以不舒服就是病。这种观念似乎肤浅,太不严格,却有其合理之处,那就对患者感受的高度重视,这与西医对病的理解形成鲜明的对比。可以说,中医重症状(含体征),而西医重指标。许多时候,人感觉很痛苦,按西医标准无法诊断为某个疾病,因而无法治疗,而中医却常常能解决问题。比如眩晕(头昏眼花)是一个常见的症状,西医认为,眩晕的原因很多,耳源性、眼源性、颈源性、脑源性、全身疾病性……可以数出几十种,但有时就是找不到确切病因,或者诊断似是而非,自然也就没有合适的治疗方法。中医有"眩晕"的病名,分为风、火、痰、虚各种证候辨证论治,而不管西医如何诊断。对西医因诊断未明而治疗无方的眩晕,从中医的眼光看,多数为肝肾不足、风阳上亢,用滋肾养肝、息风潜阳的治法,一般都能较快地好转或治愈。中医重视症状是有道理的,症状是患者对疾病的感受,是生命的呼救,是疾病状态的重要反映,重视症状也是以人为本。医学的任务说到底,是让人们过得舒服,活得长,从这个角度看,重视症状也是必须的。

西医重视检测指标,认为只有指标是客观的,是疾病本质的表现,而且对主要指标有"金指标"的称呼。我们应该承认理化、生物指标在揭示疾病内在变化的重要性,但将指标神圣化则是片面的。首先,指标只是疾病的部分表现,只是我们当下检测手段的表达,我们永远不能用指标来合成一个完整的疾病,它具有局限性,有可能无法反映疾病的真实情况。患者分明十分痛苦，但一切检查都正常，就是这种局限性的一种表现。第二，正常指标是所谓"正常"群体的平均数，对于具体个人来说这个平均数未必适用，所以会出现假阳性、假阴性的现象。[1]以平均数为标准的治疗，实际上就是以一个虚拟的"完人"来改造具体的个体，这会带来"水土不服"。比如，对一个长期血压高的患者，按标准来降压，有可能使脏器的供血不足，出现头晕、心绞痛增加的副作用，其原因就在于忽视了群体和个体的差别。

无论中西，医生看病都是从两个方面入手，一是了解患者对疾病的体验，主要是症状，也包括病史；另一方面是医者对患者的检查，就是体征，属于物理检查。所以，中医强调望、闻、问、切，西医则强调视、触、扣、听。20 世纪 60 年代我学医的时候，西医老师们对患者的体检技术都很高超，对病例的综合分析如同侦探小说那样精彩。随着检测手段的日益进步，临床能力与思维能力却在退步。现在，不少医生基本是靠开检验单，看箭头过日子，仪器代替医生看病这不能说是医学进步的表现。任何检测手段，只是医者对患者直接检查的延续与深化，而不是替代，全面的综合分析永远都很重要。破案需要高科技的手段，需要李昌钰那样的鉴识专家，但离不开对基本案情的分析，否则便会误入歧途。

当然,把症状和指标对立起来的观点也是不恰当的,症状和指标都是疾病的反映,都是认识疾病的通道,在本质上是一致的,症状是人对疾病的感受,是综合效应;指标是仪器对疾病的反应,是分析结果,我们没有理由轻视任何一方,我们期待二者完美的结合。

第四节　功能与结构

中医重功能。中医从功能来理解人体,所以中医的核心理论——藏象主要是一个功能模型。人的一切功能都是各部分协同完成的,功能具有关联性、综合性。比如中医说心主血,推动血的运行,但血需要气的推动,而肺主气,具有辅助作用;肺主气,司呼吸,但肺朝百脉,又依赖心的运血,二者必须合作协调,所以中医称心为"君主之官",肺为"相辅之官",相当于君主与宰相的关系。功能模型表现在病理和治疗上是一种开放、发散性思维。《素问·咳论篇》有一句经典的话:"五脏六腑皆令人咳,非独肺也。"一个咳嗽怎么会与所有脏腑都有关呢! 这种论点常让人困惑,觉得中医理论是"条条道路通罗马",只是一些正确的废话。其实,这里的核心意思是事物整体的广泛联系,具体的把握自然要从实际出发。后世对此注解说"咳不离于肺,亦不止于肺",这样就比较容易理解了。所以,中医将咳嗽分成了若干的类型,比如木(肝)火刑金(肺)就很特殊,治以清肺平肝,方用泻白散、黛蛤散之类,效果比较确切,这很难用西医的理论来理解。功能的广泛联系给我们几乎无限的想象空间和灵活性,也带来不易把握的难题,只有靠实践来夯实具体的道路。"蝴蝶效应"[2]是现代混沌理论的一种表达,它说明一件表面上看来毫无关系、非常微小的事件,可能给遥远的地方带来巨大的改变,它与《黄帝内经》的论述其实是有异曲同工之妙,我们在接受"蝴蝶效应"的同时,是否可以对中医的观点给予一些包容和理解呢!

西医重结构。西医从结构出发来认识人体,结构是功能的载体,有什么样的结构就有什么样的功能,功能附属于结构,结构具有独立性。重结构的认识表现在对疾病诊断、治疗上的定位精确性,但也带来分割的局限性。

结构和功能孰重孰轻? 应该是辩证的统一。结构决定功能很好理解,但从历史的长跨度看,结构却是为实现某种功能而形成的。长颈鹿的长颈和很高的血压,那是为了吃树叶的需要,这也是支撑达尔文进化论的一个重要例证。

其实,中西医在治疗手段的使用上,对功能和结构关系的理解是相似的。治疗可以简单地划分为手术与以药物为代表的非手术方法。手术主要针对结构,非手术主要针对功能。骨折是结构的改变,需要手术(包括手法)来复位,以冀获得正常的功能。但骨折后的愈合,必须依靠机体的再生功能,如果愈合不良,结构自然难于恢复,功能也受影响。顺便说一句,中医在促进骨折的愈合方面是强项。动脉粥样硬化是功能异常导致的大、中动脉血管结构改变,结构的改变又造成血液循环功能的障碍,导致中风、心肌梗死等严重后果。对于全身性的血管结构改变,无法手术,因此,治疗的主要手段是用药物调整失常的各种功能,以达到控制病情,改善血供的目的。只有局部血管病变过于严重,才用手术方法(支架、搭桥等)纠正结构的改变。现在,我们可以得出以下结论:疾病可以是功能的改变,也可以是结构的破坏,但基本是两者兼有,因为功能改变会导致结构的变化,结构的破坏必然影响功能。对单纯功能改变的疾病,以调整功能来治疗。对结构改变的疾病也多从功能入手,可以通过功能调整来修复结构,锻炼使肌肉强劲,而不当的活动则造成关节劳损就是功能影响结构的简单例子。从目前的医疗实际来看,我们对待疾病的方法,无论中西都是以调整功能为主要手段,在可能和必须的时候,则以手术方法来恢复或重建结构,可以说中西医都是功能与结构的统一论者。

功能和结构是相互联系的,不可分割的孪生兄弟,争论孰主孰次是没有意义的,结构定位的思维与功能联系的思维不可偏废。

另外,功能是否一定建立在结构的基础上,还值得探讨,能量、信息……并无结构,它们无功能吗?经络、气,在中医看来,具备功能是确切的,就一直找不到结构基础。这些问题应该怎么看,值得深思!

第五节 顺应与对抗

中医崇尚自然,所以主张顺应自然,四时养生便是很好的例子。对待疾病,中医也常采取顺其自然的态度。比如外邪侵犯人体,正气与邪气相争,疾病转归取决于正邪斗争的态势,医生的职责就是帮助正气祛邪外出,所以用发汗、透表、通腑等祛除邪气。麻疹曾经是每个儿童必须经过的一关,麻疹如果并发肺炎,常见疹出不透,甚至内陷,相当危险。中医认为,出疹是邪气外达的正常现象,当疹点出透到手心脚心,意味着邪气尽出,病将痊愈。因此,透疹成了中医治疗麻疹的重要方法。在没有抗生素的条件下,中医曾经用透疹的办法,挽救了许多疹出不透,病情危重的幼小生命。对于感冒,中医首要的治法是解表,而不是针对病原体的解毒消炎,也是基于相同的理由。可见,顺应自然不是消极的无所作为,而是把握疾病的自然过程,审时度势,避免蛮干,采取因势利导的治疗,有如太极拳的四两拨千斤。

改造自然,征服自然是另一种态度。西医对待疾病倾向于对抗的办法,比如抗菌、抗高血压、抗癫痫、抗癌、抗过敏、手术切除等等。对抗性的治疗,在机体无力抗御疾病的时候,无疑是必要而奏效的,但需要准确和适度,否则容易导致负面影响。单纯对抗可能带来如下的不良影响:第一,揠苗助长。比如普通感冒,本来是一个病程一周左右的自限性疾病,但引起的不适仍令人难受。人们习惯不必要地使用退热、抗过敏等药物来尽快消除症状,甚至不恰当地使用抗生素,乃至激素,这无疑压制了免疫动员,反而削弱了机体抵抗力,甚至导致无谓的伤害。第二,伤及无辜。比如阿司匹林可对抗血小板,广泛用于冠心病、脑梗死,但也可导致胃的伤害,本来一个好好的胃,结果发生出血。第三,过犹不及。抗生素是治疗细菌感染的有力武器,但如果应用过度,特别是联合、大量应用广谱抗生素,除了培养耐药菌株、发生毒副反应外,部分细菌被清除,菌群间的制约失衡,会造成菌群失调,有害病菌生长,后果非常严重。第四,玉石俱焚。疾病在很多情况是无法与机体切割开的,比如疾病是内生性的,或者致病因子已经与机体结合在一起了,对抗性手段便很难分清敌我,很难做到只针对疾病而不伤害机体,容易造成同归于尽的结果,癌症的过度治疗就是很好的例子,不管是手术、放疗、化疗都有太多血的教训。

人类注定是要与疾病抗争的,如何取胜则是一门艺术。人体的精密程度,机体战胜疾病的聪明程度远超人们的想象。治病需要审时度势、把握时机,或因势利导,或重拳出击,标准是恰到好处,一定不能干"熊的服务"那样的蠢事。

第六节 天然与成分

中西医在药物的使用上,采取了不同的态度。

中医直接使用天然药物,并且进行配伍,组方应用。天然药物是世界各国早期医药的共同特点,但中药与中医的理论体系结合便产生了不一般的作用。首先,根据人体对药物的整体反应,确定其属性,包括四气、五味、补泻、归经、毒性,以及具体的功用,使中药纳入了中医的体系,具备了中医理论指导下的可使用性。配伍应用是中医的另一大创造,中医将单味中药,按君臣佐使、七情和合等原则,结合实际经验,决定药物组合应用的形式,演变出无数的古今名方,使中药的运用范围和效果大为提高。比如黄连的主要功用为清热燥湿,泻火解毒,经过配伍有广泛的应用,黄连清心火,因而与阿胶等配伍(黄连阿胶汤)用于失眠、心悸;黄连还可以清肝、清胃配吴茱萸(左金丸)治疗肝火犯胃的脘腹疼痛,口苦吐酸等症;黄连清大肠,配木香(香连丸)治疗肠腑湿热的痢疾腹痛等有很好效果……以西医的眼光,黄连的主要成分为小檗碱,也就是个抗菌消炎药而已,治疗痢疾可以理解,但绝无如此众多的应用。对于方剂有限的研究中,人们看到了一系列的不等式,复方不等于单味药的总和,更不等于各种有效成分的相加。所谓的无效成分也不是真正无用。煎煮过程中,会产生新的成分,特别是生成一种毒副作用消除物。这些现象符合系统论的原则,整体大于部分之和,我们可以再加上一句,整体可能优于部分之和。总体而论,天然药物的主要优点是作用温和而全面,毒性较低,缺点是药物力度欠佳,质量不易控制,难以阐明其"科学机制"。但中医复方体现了整体论的优越性,是我们无论如何也不能忽视的。

反观西药单一成分的化学药品,因为单纯,功用、药理、毒理等等研究比较透彻，功效也比较突出，但随之而来的是，副作用也比较突出。药物的作用部位称为靶点，单体药物的靶点清楚，力度也大，问题是这个靶点是应该被打击的"罪犯"吗？高血压病是至今仍然不很清楚的重要常见疾病，为什么发病？到底是哪些地方发生了错误的改变？我们并不太清楚。但为了避免高血压带来的后果，人们不得不采用降压药来对付，的确也对延缓病情的进展有很大好处。目前，治疗高血压主要有钙离子拮抗剂、β受体阻滞剂、血管紧张素转换酶抑制剂、血管紧张素 II 受体抑制剂与利尿剂等，但没有任何研究表明高血压病就一定是这些地方出了毛病而发生的。就像是上游水土保持不好，泥砂淤积，下游河水泛滥，采取在下游垫高堤坝的办法，可以有一时之效，但难以持续。再说，单一成分尽管靶点少，但也不止一个，难免伤及无辜，干扰了原本正常的、与疾病无关的生理机制。在追踪中药有效成分的研究中，有一个常见的现象，提取的成分越纯，毒性就越大，而原生药的毒性可能并不明显，中药提取成单一成分的命运似乎也与西药一样。我们对生理环节的某些点进行长期、强力的干预，在机体的反馈调节下，这些药理作用，是否都可能变成毒副作用？对于错综复杂的病理改变，我们进行理由并不十分充分的定点干预，能行吗？这些是我们需要深入研究的课题。

在单一成分高效、清晰而毒性大与天然药物和缓、模糊但比较安全之间，我们陷入了两难，这有点像天然食物和营养成分的关系。按照成分论，一切食物起作用的都是营养成分，只要摄取足够的营养成分就能保障身体健康，但我们能靠进食营养成分来过日子吗？曾几何时，备受赞美的膳食纤维还被我们无情地抛弃，认为是不能消化的无用之物，只是到 1970 年后才有了膳食纤维的称呼。难道我们现在就真的全部了解我们千万年来吃的食物了吗？似乎没有人能回答，这也许是永远也无法清楚回答的问题。天然食物有它天然合理的搭配，以现在的认识来取舍其中的某些部分，就会重犯食物精加工的错误，所以有全营养，甚至全食物的提倡。食物，我们似乎不能抛弃天然而单纯走成分的路，那么天然药物呢？成分论和天然论似乎走不到一起！系统论的观点也许值得我们考虑：系统仅以整体来呈现，一旦形成新系统，作为元素的次级系统特性将灭失，被整体特征所取代。面对药物单体和天然的疑团，我们要不要改换一下思维方法呢？

根据中药天然药物的现状，我赞成采取实用主义的办法，以效果为标准的适当加工与提取。中药单体化，值得研究,但不是中药研究的基本途径。

第七节　辩证与逻辑

中医擅长哲学思维,特别是阴阳学说,具有辩证思维的特性,这是中医理论体系的核心。直接与哲学融为一体,发展成为自己的完整思想体系,这在其他学科罕见,可以说是中医学的创造。由于哲学思想的直接指导,中医在理论上虽没有革命性的进步,但也没有偏离大方向的错误,笼统而全面,粗糙而正确便成了中医理论的特点。(参考第二章)

西医主要依靠逻辑思维,逻辑思维是科学进步的主要支柱之一,逻辑的重要性不言而喻。逻辑的威力在于其强大的演绎推理,只要初始条件确定无误,结论的正确性便得以保障。逻辑的第一定律是同一律,这是逻辑思维的先决条件,概念不能偷换,好人就是好人,不能同时又是坏人。同一律需要事物的稳定性、单纯性作支撑,然而复杂多变的现实未必如此。其实,因为逻辑悖论的存在,逻辑本身也承认了事物的不确定性。随机,是世间常见的现象,说白了,随机就是巧合,就是运气,就是不确定性。爱因斯坦这样伟大的科学家当初也反对过概率随机性,说上帝不是赌徒,不会掷骰子。

但现在我们很清楚地知道,宇宙空间中,特别在生物和医学领域里,随机、非线性现象司空见惯,人不可能预知一切事物,就像我们无法准确预测股票何时涨跌一样。宇宙存在不确定性,决定论,铁的规律不存在。

医学需要逻辑思维,也需要辩证思维。举一个简单的例子,药理学有一个量效关系的重要指标,一般而言,药量与药效呈正相关,就是说药量增加,效果也增强,如同我们吃药,一粒不行,两粒就行那样,这是符合逻辑的。有时不完全是这样,在一定范围内,随着药量的增加,效果随之增强,但增加到一定剂量时,药量增加,效果反而下降,这便不符合我们说的逻辑了,倒是符合了物极必反的阴阳思维。简单地说,逻辑思维用于常规的、稳定的状态,而辩证思维用于超常的、突变的时候。

逻辑让人雄辩、缜密,辩证让人开阔、智慧,逻辑与辩证都是医学需要的。中医界在发挥辩证思维优势的同时,加强逻辑思维是必要的。

第八节　平衡与调节

中医把一切疾病归结为人体不同层次、不同类别的阴阳失衡,治病就是"谨察阴阳所在而调之,以平为期。"(《黄帝内经》),用一切办法恢复失去相对平衡的阴阳关系是中医的终极目标,因此有人把中医叫做平衡医学。

西医学亦不乏这种矛盾平衡的理解,比如心与血管的收缩与舒张,吸气与呼气,肾脏的滤过与重吸收,凝血与溶血,成骨与破骨,细胞的分裂与凋亡,乃至 c-AMP 与 c-GMP 的平衡等等。但中西医在矛盾平衡方面的认识是有差别的。根本在于,中医对矛盾平衡的理解带有哲理的深刻性和演绎性,而西医则是实证性。由此产生了一系列差异:第一,范围不同。中医把一切均纳入阴阳,"阴阳者,数之可十,推之可百,数之可千,推之可万,万之大不可胜数,然其要一也。"(《黄帝内经》)而西医则不可能将一切均归结为矛盾平衡,只能是从实证出发,发现一个算一个。第二,地位不同。中医可以把调和阴阳作为治疗的最高原则,而西医只将调节平衡作为治疗的一个法则。第三,手法不同。在处理平衡失调的手法上,中医丰富、细腻,而西医相对简单。比如出现阳亢盛的病态,如果是实证,需要抑制阳的方面;如果是阴不足而阳的相对偏亢的虚证,这就应当从养阴方面着手,阴阳平衡了,阳也就不亢盛了。如果阴阳都有不足,只是程度有差别,中医根据阴阳互根的道理,需要"阳中求阴""阴中求阳"——在补阳的基础上补阴,在补阴的基础上补阳,如此等等,不一而足。西医在解决矛盾失衡的时候要简单得多,比如维生素 K 缺乏,凝血机制不好,直接补充维生素 K 就行了,决不会从对抗维生素 K 方面的因素来考虑如何处理维生素 K 缺乏的问题。可见,中医更善于调节矛盾的失衡问题。

在调节平衡方面,中西医间存在广泛的沟通基础,可以取长补短,开创新的天地。

第九节 辨证与辨病

中医辨证,西医辨病,已经谈过。这里再强调一点,辨病着眼于疾病全过程的共同点,重点在疾病的病因和基本病理改变;而辨证不但重视病因,还重视个体化因素(个体差异与环境因素),以及过程中的阶段变化。

辨证有个体化与动态化的优点,辨病有紧握疾病基本要素的优势,两者是互补关系,应该说辨证与辨病相结合是可取的办法。

另外,中医也讲辨病治疗,虽然对病的理解与西医有所不同。发展专病、专法、专方、专药也是中医应该注意开拓的方向。

第十节 经验与实验

中医的理论比较原则,依靠临床实践来体现,来推动,经验积累成为中医发展的基本形式。从《神农本草经》载药365味,到《本草纲目》和《本草纲目拾遗》共载中药2,600余种,再到现代的《中华本草》载药8,980味;从医方之祖的《伤寒杂病论》200多方,到明代《普济方》61,739首,是中医积累过程的体现。真实可靠又有普遍性的经验是理论的重要源泉,中医理论的丰富和发展便得益于临床。经验是可贵的,因为它来自于临床实践,它是"人体实验"的结果。如果说临床试验是医学的最后检查站,那么经验是最接近它的方式。经验也有它的不足,特殊性、偶然性与难重复,所以经验需要上升为有一定普遍意义的结论,并再回到实践中去。单纯依靠经验积累的发展模式缓慢而漫长,经验积累式亟待发展与提高。

实验(指实验研究,不包括临床试验)是西医发展的巨大动力。实验可以根据需要设计、可控、可重复、周期短,特别是先进的高通量方法赋予实验强大的功能。实验的目的当然是为了最终能用在人身上,但不管是整体水平的动物实验,还是细胞、分子水平的生物实验,都与人体的实际情况差别很大,这使医学实验的意义大打折扣。本来是心血管用药的伟哥,却在临床试验中无意发现其壮阳的强大功能,而与原实验研究结果大相径庭,最终成了治疗勃起功能障碍的药物就是一个很好的例子。回忆早期的医学实验,研究成果能较快地向临床转化,而现在方法与技术都大为发展了,实验研究成果对临床的推动却显得力不从心。原因何在?个人觉得有两个方面:过分强调细胞水平、分子水平的所谓高层次,反而离临床实际越来越远;揭示深层次的规律遇到了复杂性这个拦路虎,比如网络关系,很难用简单化的实验设计得出正确结论,我们可以想象,取出网络中的一段来研究,怎么能避免局限性呢?所以常见到为了同一目的的实验研究,结果却不一样。总之,由于实验是在特定条件下进行的,所以实验成果必须经过临床试验才能运用于临床,并在实践中进一步检验。

经验积累与实验研究是医学,特别是临床医学的两条腿,但都是半成品,都需要发展、完善,而不是一个排斥另一个。应该明确,实验结果不能否定依据经验得出的有效结论,这就是许多老中医坚持的"人都点头了,为什么非得要老鼠点头!"的道理。比如第四章谈到李东垣的"甘温除热",这是经验的总结,它超出了现有理论的范畴,也无法用实验来证实，在普遍轻视经验的氛围里，很可能被人们忽略，这是很可惜的。但我们可以换个角度来思考，实践是理论的先导，现在看起来难以理解的现象，它有可能成为我们通向未来医学的阶梯。

其实，如果我们仔细思考一下经验与实验是怎么回事，不难发现两者并不矛盾，可以说经验是自然条件下的实践，而实验则是在条件控制下的实践。重视实验没错，但没有必要轻视经验，就像实战与演习，你说哪个重要？经验对医学也很重要，不然我们怎么希望找个经验丰富的医生看病！中医界应该研究如何更加有效地进行经验积累，并且在整体性原则下进行实验研究，血清药理学[3]、中药指纹图谱[4]应该是一个好的探索。

第十一节 个体与群体

中医重视个体，体现在辨证论治、三因制宜、体质学说等方面。

西医注重群体，整齐划一的临床规范，诊断标准、治疗方法、用药剂量都是从群体的统计数据而来。在统计中，人群成了样本，包含大多数的数据范围成了正常值，统计学为医学追寻符合多数的规律性发挥了重要作用。但强调群体而忽视个体是不正确的。如果只承认大多数为正常，那么爱因斯坦的聪明程度，姚明的身高便是异常了，这显然不合理。我们曾经对抑郁症的证型进行过统计学调查，得出的描绘是最具一般性的代表症候类型，也是最无特点的症候类型。在中医看来最为典型、最有效果的病例却被淹没在一般之中，无法得到表现。这好比吃航空餐，是最普通的食物，是众人皆可接受的食物，但也是最无味的食物。但凡世间的事都一样，有利则有弊，鱼与熊掌不可兼得。

群体和个体，就是一般和特殊的关系，一般是通过特殊来体现的，特殊有共性，也有个性。个体化医学兴起，是为了纠正过分重视群体的弊病。在一切通过统计的口号下，中医个案（必须真实、完整）积累的方式完全被否定了，辨证论治也难被认可。统计学确实非常有用，但毕竟只是一个工具，而不是号令一切的君王，统计结果并不一定确切反映真实，凡做过统计的都知道，结果是可以通过技术处理来获得改变的，更不要说弄虚作假了，虚假的统计数据我们不是经常见到吗！关键还是在于实事求是的科学态度。《黄帝内经》的时代肯定没有统计学，但古人却相当准确地描述了男、女一辈子的生命过程[5]。历代医家并不依靠统计处理来去伪存真,也可以对实践经验做出正确的筛选,如果按照现代临床研究的要求,《伤寒论》是无法过统计关的,这些是不是值得我们深思! 中医不应当放弃从个别到一般的认识方式,同时学会使用包括统计学在内的有力工具为我所用,而不是作茧自缚。认真借鉴西医对一般规律探索的方法,是我们需要完成的功课。

比较了中西医的差别与相似,不难看出二者之间最大的不同有四:第一,中医坚持整体自然观,西医是还原改造论。第二,中医尊崇以阴阳学说为核心的哲学思维,而西医则是实证的逻辑思维。第三,在临床上,中医强调辨证,属于人本主义;西医强调辨病,偏向病本主义。第四,中医发展靠临床积累,西医倚重实验推动。

社会历史条件的差异,出发点与方法论的区别,使中西医行进在不同的道路上,一时难以融汇。但两者都是医学,服务对象一致,目标一致,方法也有相通之处,这好比从不同基地出发的两支登山队,总会在登顶时会合的。我们姑且把这座山叫做系统医学、整体医学或者生态医学吧! 总之这是更高层次的医学。中医需要从古老中走出,西医需要从分割中整合,两支队伍可以而且需要借鉴互补,但不是生搬硬套。幼芽可以嫁接,器官可以移植,然而必须适配,必须能在老根上生长,这对于忘我靠近西医的中医来说特别重要。迈向更高层次的医学体系是一个宏大的、艰巨的系统工程,它需要外部条件的成熟和内生动力的发掘,需要理论的创新,又需要实践的积累。对于西医而言,只要跟随科学发展的脚步,是一定会走向未来的。对于中医来说,这个机会必须去努力争取,否则便会在强势的西医面前被淘汰。无大智慧者不足以言未来医学,但我们总应该有追问的勇气,有杀出重围的决心。只要我们坚持自信、自强、包容、开放的态度,经过坚持不懈的长期努力,中医就一定能开创美好的明天!

讨论理论问题,最终目的还是为了实用。所以下面谈谈如何选择中医,让我们回到现实生活之中。

注:

[1] 蝴蝶效应:蝴蝶效应是美国气象学家洛伦兹 1963 年提出来的,是混沌学理论中的一个概念,它是指对初始条件敏感性的一种依赖现象。

其大意为:一只南美洲亚马逊河流域热带雨林中的蝴蝶,偶尔扇动几下翅膀,可能在两周后引起美国德克萨斯一场龙卷风。其原因在于:蝴蝶翅膀的运动,导致其身边的空气系统发生变化,并引起微弱气流的产生,而微弱气流的产生又会引起它四周空气或其他系统产生相应的变化,由此引起连锁反应,最终导致其他系统的极大变化。此效应说明,事物发展的结果,对初始条件具有极为敏感的依赖性,初始条件的极小偏差,将会引起结果的极大差异,当然也说明事物之间的广泛而复杂的联系。

［2］假阳性、假阴性：医学指标的假阳性是指指标异常，但实际并非异常；而假阴性则刚好相反，指标正常，实际却不正常。

［3］血清药理学：实验方法是首先给动物服药，然后取其血清作为药物源进行药理学观察。粗制剂和复杂的成分经过了消化吸收分布及代谢排除等体内过程，再取含药的血清进行药理实验，比较接近药物体内环境中产生药理作用的真实情况，适用于中药，特别是复方进行药效评价及其作用机制的研究，还可进行血清药化学及药物代谢动力学的研究。

［4］中药指纹图谱：是一种综合的，可量化的鉴定手段，它是建立在中药化学成分系统研究的基础上，主要用于评价中药材以及中药制剂半成品质量的真实性、优良性和稳定性。"整体性"和"模糊性"为其显著特点。

［5］《黄帝内经》论生命过程：《素问·上古天真论篇》有一段对人生命过程的描述，与今天的结论惊人地相似："女子七岁，肾气盛，齿更发长。二七而天癸至，任脉通，太冲脉盛，月事以时下，故有子。三七肾气平均，故真牙生而长极。四七筋骨坚，发长极，身体盛壮。五七阳明脉衰，面始焦，发始堕。六七三阳脉衰于上，面皆焦，发始白。七七任脉虚，太冲脉衰少，天癸竭，地道不通，故形坏而无子也。丈夫八岁，肾气实，发长齿更。二八肾气盛，天癸至，精气溢泻，阴阳和，故能有子。三八肾气平均，筋骨劲强，故真牙生而长极。四八筋骨隆盛，肌肉满壮。五八肾气衰，发堕齿槁。六八阳气衰竭于上，面焦，发鬓颁白。七八肝气衰，筋不能动，天癸竭，精少，肾脏衰，形体皆极。八八则齿发去。"

第六章

选择中医

现在我们对中医已经有了的初步的认识,下面谈谈什么情况适合选择中医,如何选择中医,以及求医的注意事项。

第一节　何时选中医

选中医之长,为我所用。

一、养生

2014 年 6 月 9 号,中央电视台报道了一则令我们惊讶的消息,国家疾病控制中心主任王宇说,来自 WHO 的研究显示,对人类预期寿命影响最大的是生活方式,占影响因素的60%,遗传占 15%,而医疗服务只有 8%。这三个数据给我们的启示良多,8%,使我们放弃对医疗的过度依赖,让我们回避过度医疗(超过疾病实际需求的诊断和治疗行为);

15%，让我们脱离基因恐惧，别太认命；60%，使我们有信心把握自己的健康。养生成为公众关心的热点，太有道理了！任何人都可以养生，人人都需要养生，养生可以强身，可以延寿，可以防病，可以促进疾病康复，养生让我们在自己的健康方面掌握至少60%的主动权。在第四章中，我们谈到医家张景岳"中年以后重修根基"的观点，在现代社会，生活节奏比古代快得多，机体受多种因素的影响，提前衰老，加速衰老的现象十分常见。因此，在青少年时期就要注意保养。"少壮不努力，老大徒伤悲"，可以增加一个理解"少壮不养生，老大徒伤悲"。许多人功成名就，但叹息无法用财富买到逝去的健康和光阴。中医养生历史悠久，内容丰富，方法可靠，值得信赖。

请记住：我们虽然不能选择父母，但可以选择生活方式，健康掌握在自己手中。在第二章养生要旨里我们谈到了养生的原则，这些原则可以说非常正确，非常全面，用"古今中外，概莫能外"来形容也不为过。总括起来就是四句话："恬惔虚无"，一个良好的心态；"饮食有节"，一个健康的饮食习惯；"起居有常"，一个合理的生活安排，这就是健康的基石，再加上一句"虚邪贼风，避之有时"，避免一切损害健康的因素。这四条做到了，健康便有了基本保障。原则重于细节,很多人总希望得到一个养生的秘方,可以一劳永逸,这是不可能的。你想,历代皇帝何其多,谁不想永坐江山,但往往求仙不成,反而短命,就是因为他们不讲养生原则,误入歧途。原则好记,但不只是记住,关键是要持之以恒地实施,这是最难的。我对许多人说过这些养生的要点,真正做到的少。面对困难,面对习惯,面对诱惑,不少人选择退缩或者下一次。欠债必还,耗一分则少一分,而保一分,则留一分,绝不能在等待中蹉跎。

养生需要知己知彼。所谓"知己"是指我们应该了解自己,主要有三点,第一知遗传,第二知体质,第三知疾病。遗传是不能选择的,遗传对人的影响不算小,包括病理与生理。首先,应该知道遗传对自己疾病方面的影响。许多疾病都与遗传有关,少数是一定会发生的遗传病,我们能做的是尽量推迟发病的时间。有不少疾病,也有遗传因素,但是否发生与环境有很大关系,比如冠心病、高血压、类风湿关节炎、哮喘的遗传度约在 60%,也就是说,有约四成控制权掌握在自己手中。所以,我们应该了解相关知识,进行有针对性的保养,尽量避免发病的后天因素,争取不发病,或迟发病。即便发病了,只要应对得当,我们还有机会让疾病的危害减小到最低程度。生理方面的遗传信息也是需要了解的,比如女性月经初潮、绝经等情况与母亲相似，这些信息对处理某些生理变化是有好处的。第二，是对自己的体质要做到心中有数，这样才能正确选择养生方法。我们还是举个例子来说明，有报道：联合国WHO 2012年推荐3种好的蔬菜，苦瓜是第三位，但在2011年苦瓜却是排名第一。苦瓜有许多有益的作用，特别是苦瓜中含有高能清脂素，这种难得的成分常被用在减肥药中。但因苦瓜性寒凉，吃得太多，会让人手脚发凉，女性甚至产生痛经。苦瓜对体质壮实的西方女性来说可能不算什么，但对体质偏寒的亚洲女性而言就应当注意。因此营养学家一再提醒亚洲女性，吃苦瓜一天不要超过3根，在月经期前3天，尽量不要吃苦瓜，这也是苦瓜排名下降的原因。如果再换个角度看，对于连饭都吃不饱的人群，大鱼大肉才养生，苦瓜根本就谈不上是好的食物。因此，再好的养生方法也不能盲目采用，要适合自己的身体情况才行。第三，是明白自己的疾病状况，根据不同的疾病，选用合适的方法。现在讲中医养生的信息多如牛毛，需要合理筛选。希望读者注意两点：第一，养生效果依靠积累，必须持之以恒；第二，没有神仙方法，坚决不信不着边际的宣传。

　　总结一下上面的内容，我送十六个字给大家："谨遵原则，坚守一生；知己知彼，择善而行。"

二、诊断不明的疾病

经常有这样的情况,明明自己很不舒服,症状明摆着,但西医就是没法做出诊断,也就没法进行治疗。这个时候,找中医是正确的选择。中医重视患者的感受,多数病证以症状命名,比如汗证、头痛、眩晕、心悸、耳鸣耳聋……对症状的处理,中医研究比较透彻,积累了丰富的经验。我们以异常出汗为例加以说明:出汗过多叫"汗证",中医说"阳加于阴,谓之汗",就如同阳光照射地面,水气蒸发一样。醒时出汗叫自汗,多气虚,因为气不能固摄津液,津液外泄就成了汗;睡着了出汗叫盗汗,多为阴虚,虚热内蒸津液,也出汗(参考第二章)。西医诊断不明的出汗多半属于这两种情况,经过益气、养阴配合敛汗,一般都能很快痊愈。

出汗是一个重要的生理现象,西医对此有系统完整的认识,可惜在临床上,异常的出汗仅仅是作为原发疾病的一个症状,比如结核病、甲状腺功能亢进症等,如果不能归结为某个病的症状,便无能为力了。遇到这种情况,谨慎一点的医师会告诉患者:"没查出病来。要是不放心,请定期复查,有情况请随时就诊。"也可能会说是自主神经功能紊乱,开点谷维素之类的药,也就别无良策了。出汗过多虽不危及生命,但对患者带来的痛苦与烦恼不可小觑。我们见到有的盗汗患者，一睡着便全身大汗，为此彻夜难眠，一夜须起床 3～4 次沐浴更衣，这时采取养阴益气配合敛汗的药物治疗，是完全可以控制的，可以用龟甲、生地黄、麦冬、丹皮、白芍、白薇、黄芪、五味子、瘪桃干之类的药物治疗。

有人说上述情况应该属于亚健康，这自然有一定道理。亚健康或者第三状态，从理论上讲是成立的，但对这个灰色地带的争议颇多，牵涉到什么是"病"这个古老而至今未决的问题。我认为，有的亚健康状态，实际是我们尚未认识的疾病状态。

三、虚弱性疾病

这里有两种情况：第一，西医并无明确的诊断，但自己感觉有各种虚弱的症状，比如气短、乏力、没胃口、容易感冒、头昏、眼花、腰酸腿软、一动就心慌等，这与前面说的西医诊断不明的疾病情况相似，适合中医处理。第二，西医有明确的诊断，虚弱症状可能是疾病的表现，也可能是身体素质虚弱的表现。不管何种情况，选择中医都是正确的。前面谈到，中医有八纲，虚实是中医分析疾病的一个维度，从虚实的角度看，不是实，就是虚。所以，我们对中医的虚证不必过度敏感和担忧。中医确立了各种虚证,也确立了相应的治法方药,形成了虚证的诊疗体系,中医的确擅长治疗各种虚证。

我们还是举例说明,比如干燥综合征,是一种自身免疫病,由于免疫反应,导致腺体的分泌功能缺失,表现一系列津液亏虚的症状,眼干无泪,如有砂粒,痒涩难忍,伤心时也无泪水,真正是"欲哭无泪";口腔干燥,没有唾液,食不知味,咽下困难,舌燥如裂;另外还有阴部干燥,大便干燥,皮肤干燥等症状,如伤及内脏有性命之忧。除了避免有害因素外,西医对于干燥综合征的治疗与癌症的化疗差不多,其毒副作用不言而喻。中医主要用养阴生津的方法治疗,经常用龟甲、生地黄、麦冬、天冬、玄参、石斛、南沙参、北沙参等养阴生津药酌情配伍运用,一般都能达到稳定病情、改善症状的效果。如果要用分析的方法来说明这些药物的体内过程,到底是什么成分起作用,是怎样起作用,几乎不太可能,但肯定不是直接补充缺乏的体液。西医倒是常用点人造泪液、多漱口的办法来缓解口、眼干燥症状。

中医补虚与西医的补充替代疗法不同,很难说是被动地对机体补充了身体缺乏的什么物质,更大的可能是调动了患者的抗病康复能力,促进机体自我调节,向疾病好转的方向发展,因此不容易产生对机体功能的抑制作用和对药物的依赖。

四、老年病

有三个原因支持老年病选择中医治疗。一是老年身体功能全面减退，五脏皆虚，而中医善于补虚，也善于调节各种功能的失调。二是老年人常常是多病缠身，特别需要从整体着眼来进行治疗，这是中医的长处。分割式的诊断和治疗容易顾此失彼。经常见到一个老人每天要服用五六种，乃至10余种以上的西药，而这些药物又可能出自不同医师之手，完全没有统筹协调的机制，药物的搭配是否合理，如何避免毒副作用的发生，怎样随病情的变化调整用药等，均缺乏管理。下面是一个耄耋老人真实的服药清单：长期美托洛尔、甲钴胺、坦索罗辛、血塞通、辛伐他汀、骨化醇、非那雄胺、氨溴索、氨氯地平、多奈哌齐、前列素，必要时用艾司唑仑，共12种之多，没有篇幅来仔细分析这个处方的得失，混乱是显而易见的，老人怎么受得了！可惜，这样的情况比比皆是。三是老人对药物的耐受性降低，西药药力强，但也容易发生毒副作用。中药温和，毒副作用小，正适合老年疾病边养边治的需要。比如老年人尿频，甚至小便难以控制，咳嗽、喷嚏、坐位变站立、如厕稍慢等都会遗尿，无论男女皆可出现，需要兜尿不湿，很痛苦。这显然是衰老出现的功能减退，如果采用益气补肾固摄的中药治疗，比如黄芪、党参、山药、白术、龟甲、覆盆子、枸杞子、地黄、杜仲、益智仁、桑螵蛸之类，一般均可得到较好的控制。

老年病可以中医治疗为基础，中药药力不够，或疾病风险度高的时候，适当加用西药。

五、急性病

急性病是一个模糊的概念，范围很广，我们以中医的外感病为例（大体相当于内科感染性疾病）来加以讨论。民间有急性病找西医的说法，言外之意就是急性病是中医的短板，这种看法不够全面。在"千年中医"一章中我们谈到中医的流派，外感病至少是中医的半壁河山，医圣张仲景就以治疗外感病见长。自从抗生素诞生，西医在细菌感染方面取得良好的效果，中医在感染性疾病方面，逐渐被边缘化，使我们在择医方面容易陷入误区。从病原而论，感染主要是病毒和细菌，抗生素只是对细菌起作用，对病毒目前尚缺少可靠西药治疗。中医对病毒感染有其优势，对细菌感染也有良好效果。另外，即便是外来的感染，战胜疾病也必须依靠患者的正气，或者说免疫功能，扶助正气是中医的特长，扶正以祛邪这是中医在治疗感染病方面的又一优势。所以，在感染性疾病方面排斥中医是不理智的，在以下几种情况，尤其应当发挥中医治疗的优势：① 病毒感染。广东省中医院成功治疗非典便是新近的一个有力的证据。拿最常见的普通感冒来说，基本上就是病毒引起的，建议多用中药治疗。一般可采用中成药治疗，配合生活调理，大多能很快痊愈，如果效果不佳，采用针对性强的中药汤剂会更好。普通感冒，属自限性疾病，病程一周左右，根本用不着中药、西药、打针挂水一起上，既麻烦，又花钱，还受罪，过度用药会干扰机体免疫功能的发挥，反而不好。② 病情迁延，反复发作。这说明疾病在向慢性化发展，一般有两种可能，正气不足或邪气缠绵。如果正气耗伤，无力祛邪，应当扶正祛邪，不能一味只是杀灭病原。中医认为，有的邪气不易清除，比如湿邪，容易导致病情的反复波动，采用中医治疗很有帮助。如急性肠炎，一般由细菌感染引起，多数属于湿热，有时因为湿邪与热邪胶结难解，腹泻反复发作，及时用清热、化湿、健脾的方法治疗，可使疾病较快趋向好转、痊愈。③ 体质虚弱。体弱多病、年老体衰等虚体感邪，宜早用中药治疗。中医有个叫玉屏风散的方子，用黄芪、白术、防风 3 味药，黄芪、白术是补虚的，配伍少量的防风祛除风邪，是一个扶正祛邪的典型方剂，如同树立起抵挡风邪的屏障,对于体虚外感,比如反复感冒,甚至经常处于感冒状态的患者,是一个很好的药方。④ 西医治疗出现困难的苗头。无论何种感染,包括细菌感染,西医治疗不理想的时候,应及早考虑配合中医治疗,不能等到病情危笃之时。

急性病范围广泛,其他比如骨折、软组织损伤、虫蛇伤、烫伤等中医都独具特色。

六、慢性病

慢性病找中医,是民间的一般看法,其中的道理主要有以下四方面。一是中医调节阴阳的治疗方式适合慢性病。慢性病反复迁延,单纯的对抗式方法未必能达到预期目标。这好比反恐,常规战争的飞机、大炮、坦克等重武器不一定能克敌制胜。深入细致辨别各种不同阴阳失衡的矛盾,采用温和、渐进、灵活的方法治疗是一个不错的选择。二是标本兼顾的方法适合慢性病。标本具有多方面的含义,如果以正气(本)和邪气(标)而论,慢性病邪正双方此消彼长,纠结缠绵,形成复杂局面,治疗或扶正为主而不忘祛邪,或祛邪为主兼以扶正,或先祛邪后扶正,或先扶正后祛邪,根据病情全面而灵活的处置方法是很有必要的。三是中医的复方治疗优势。

复方成分庞杂,虽然难以用分析的方法说明其机制,但复方的综合作用,对于病情复杂,特别是多病缠身的慢性病患者,有其整体调节、综合治疗的优越性。四是中医治疗副作用较少。针灸、推拿等方法很少副作用,中药治疗的毒副作用也相对较轻。再说,复方还可以根据患者的反应来加减调节,避免或减少不良反应,比起化学药品来,安全性要高许多,这对于长期乃至终身服药的患者来说是极端重要的。另外,中医还有食疗、药膳,对帮助患者康复是一个安全的有力武器。扩张型心肌病可以说是一个非常难治的顽症,主要的临床表现是心力衰竭,因此治疗心力衰竭是西医的主要措施,但效果很不理想,对于逐渐扩张的心肌病变毫无办法。一般认为,扩张型心肌病生存时间短则 1 年,最长也就是 20 年,所以患者有被判死刑的心理压力,生活质量很差。从中医的眼光分析,此病主要是脾肾阳虚,应该用温补脾肾、通络利水的办法治疗,可以用黄芪、太子参、附片、淫羊藿、白术、干姜、益母草、茯苓、猪苓、椒目之类的药物治疗。从个人的观察和患者的体验看,中医治疗对较快缓解症状,甚至消除症状有明显作用,对于稳定病变的发展也有帮助。其实,类似的例子可以说是比比皆是,只要我们能客观地评价疗效,中医药在慢性病的治疗中无疑能发挥重要作用。

以上我们主要从内科的角度谈如何选择中医药，其实中医妇科、儿科、骨伤科、针灸推拿、肛肠科等都各具特色，很值得我们关注。

说到这里，有的读者，特别是青年中医和学子会觉得中医只不过是个配角，会觉得不给力，其实搭配互补正是中西医的现实关系，就不同疾病、不同疾病阶段与不同个体而言，孰主孰次的关系是变化的，到底能起多大作用，这要看我们的功底如何了。我想，不管中医的未来如何，在一个较长的时期，对中医的需求是必然的，能体现中医特色，优秀的中医师必定大有可为。

对于患者而言，治疗应该选择中医为主还是西医为主，还需要具体分析来决定，制定一个合理的治疗方案非常重要，这需要得到一位有责任心医师的帮助，下面就来谈谈这方面的问题。

第二节　选择中医师

选择中医，还需要选对医师。一个优秀的中医，应该具备四个方面的条件：良好的医德、坚实的理论功底、丰富的临床经验和必要的西医知识。

一、医德为先

苏格拉底说过:"恪守为病家谋福之信条……病患的健康生命是我首要顾念……不因任何宗教、国籍、种族、政治或地位不同而有所差别。"孙思邈在《大医精诚》中说:"凡大医治病……誓愿普救含灵之苦。若有疾厄来求救者,不得问其贵贱贫富,长幼妍媸,怨亲善友,华夷愚智,普同一等,皆如至亲之想。"良好的医德是所有医师都应该具备的品格,只有关爱患者的医师才有可能为解决患者的痛苦而尽心尽力。我们应该相信,绝大多数医务人员的医德是合乎要求的。想想倒在抗击非典战线上的白衣战士,想想奋战在救灾第一线的医务工作者,我们应该有这个信心,绝对不应该把仇恨发泄在他们身上。我们要怎样来判断一个医师的医德呢?我相信每个人都有自己的眼光。这里我提供几点供参考:一看态度,要和蔼而有耐心。二看认真,是否认真询问病情,是否细致进行望闻问切四诊。今天,四诊仍然是中医收集疾病信息的主要方法,如果四诊马虎,甚至放弃,只开检查单,只看报告单,说明医者本身缺乏对中医的信仰,很难说是一个好的中医。三看开药,动辄就开大处方,开贵药而不是根据病情需要,有可能出自经济利益。四看谈吐,夸夸其谈,喜欢把自己说成万能,什么病都能治,动不动就说包好,将别人贬得一钱不值,那是在走江湖,对这种医师要警惕。

二、理论扎实

中医理论是中医临床思维的指南,历代的名医都有极深的理论功底。让患者来评判医师的理论水平是不现实的,但有一点可以帮助我们来识别,那就是看一个中医师能否根据疾病的不同情况来调整自己的治疗策略。特别是在遇到难题时,在治疗效果陷入停滞时,病情发生变化时,是否能够找到解决问题的办法,因为只有理论思维才能让临床中医具备临机应变的能力。做得到,那是很有水平的表现。

三、经验丰富

经验对于中医的重要性远大于西医,因为中医的理论很原则,临床经验在治疗中起到关键的作用,这也是中医师之间疗效差别很大的原因之一。中医师的成长大约可以分成三个阶段,有点像国画家。我们以内科医师为例,开始基本是套用书本开方,如同临摹。但是照着书生的典型疾病其实很少,一般都比较复杂,所以到第二阶段,医师便应具备综合两个以上方剂应用的能力。第三阶段是成熟阶段,由于理论的熟练应用和经验的大量积累逐渐形成了自己的风格和特长。患者喜欢从年龄、职称、名气、患者多少、口碑、是否专科等来判断医师的水平，都有道理，但不能绝对化。从中医成才的规律来看，中年以后就应该成熟或接近成熟了，所以不必一味追求老（年龄）、高（职称）、大（名气）的医师。

四、兼通西医

具备必要的西医知识，西医诊断、常规检查和一般治疗方法的了解，对于一个现代中医师都是必要的。西医知识对中医师把握疾病预后，特别是判断风险度方面尤其重要。比如普通感冒，预后良好，但如果出现心跳次数与体温不相称地增高或降低，甚至有心慌，脉搏跳动不规则，应当想到并发病毒性心肌炎的可能性，只要有这种警惕性，就可以避免因为心肌炎失治而遗留终身后遗症，甚至猝死的悲剧。另外，许多患者都是同时服用中药、西药的，中医师对西药的了解，对掌握病情，对诊断治疗都很有帮助。要知道，现实是中医可能对西医知识有所了解，而西医基本不需要，也不太了解中医药知识，沟通两者，选取合理的治疗方案的事有可能会落在中医身上。

这里补充一下了解医师的渠道和需要注意的地方：

（1）警惕广告。哪怕是很权威的媒体也可能明目张胆地登载虚假医疗广告。

（2）利用网页。疾病网页可以提供许多知识，但对于具体的医疗建议则须鉴别真伪，特别是特殊的医疗服务，需要慎重评估。

（3）参考导医。医院的医师介绍栏和导医台的介绍，主要反映行政评估体系的结果，有重要参考价值。

（4）重视口碑。口碑和患者数量是判断医师能力的重要指标，因为这基本上是患者评价的结果，比之行政体系评价可能更符合实际。重视口碑的同时，也应注意避免比如医托和盲目跟风的误导。我们可以多了解几个患者的反映，特别要注意了解与自己相同疾病患者的感受。

（5）选择专科。如果你的疾病比较特殊，需要特殊的诊断治疗，选择专科医师是可取的办法。

（6）亲身体会。这是最重要的，最可靠的方法。

（7）找个医师做朋友。与一个好医师建立纯洁的友谊是值得的，会给你带来不少方便。

第三节　做明白人和医患互动

最终战胜疾病的不是医师，而是患者自己。一切医学事实都证明,没有自身的抗病康复能力,任何疾病都不可能治愈。患者是主力,医师是友军,两者需要配合,医疗活动,患者必须主动参与。

一、做个明白的患者

下面谈谈看中医时需要清楚的事项。

（一）主诉清楚

主诉是患者最难过,最痛苦或者最需要解决的问题,医师的治疗往往是围绕主诉进行的,所以主诉第一要明确。有患者为了考考医师的水平,不告知病情,让医师诊脉后说出自己的病情,这是不了解中医"望闻问切"四诊不可偏废的道理,在有限的诊病时间里,这样做不利于医师尽快掌握病情,反而会影响治疗处理的质量。有的患者,对就医的目的不明确,或抓不住重点,需要医师来帮助他理头绪,这也浪费时间。当然,医师也有责任对患者的主诉进行分析,以确定治疗的基本方向。总之,患者主诉明确对提高诊疗质量是很有利的。第二,是要把主诉的相关情况说清楚。比如你的主诉是头痛,那就要把头痛的具体部位,是一种什么样的痛法,每次痛的时间有多长,用什么办法可以使疼痛缓解,有什么原因会引起发作,还有疼痛从何时开始的,经过些什么治疗以及治疗的效果,作过什么检查,诊断是什么等等交代清楚,因为这些也是中医治病的重要依据。患者常常不知道应该怎么描述主诉的详细情况,在大多数的情况下,医师会询问你相关的问题,患者只要准确回答就可以了。在介绍主诉之后,请别忘记将自己其他的重要疾病简单说明一下。在诊病时,寡言少语与滔滔不绝都须避免,表述准确、清楚、全面是最佳的。本人表达有困难的患者,应该有了解情况的家属陪伴。

(二)资料齐全

以往的病历记载、检查结果、治疗经过,具有很重要的参考价值。有的患者不带相关资料,喜欢口头介绍这些内容,但经常说不准确,比如既往的诊断和检查结果,最好带上原始资料。如果材料太多,先分类并按时间顺序整理好,一个心律失常的患者,可能有十来份心电图,最好不要杂乱一堆地放在医师面前。重要的资料,比如住院记录,与疾病相关的主要检查结果,应该优先提供给医师。

(三)与医师面对面

经常碰到因距离远、不方便等原因而不能来面诊的患者请人代诉求诊,代诉这种方式并非完全不可,但有缺陷。中医讲究望闻问切,非常重视直接观察的整体性信息,不接触患者,就谈不上望、闻、切三诊,信息不全,对诊治不利。我们举望诊来说明,前面谈到,中医有"望而知之,谓之神"的说法,这既是对望诊神奇的高度赞誉,当然也是对望诊重要性的强调。世上也许找不到像扁鹊那样,可以"视见垣一方人""尽见五脏症结"的人,但通过望神色、形态对一个人的基本状况做出初步判断是完全可能的,这与农夫观察庄稼长势没有根本区别。所以,医师与患者见与不见是不一样的。如果实在有困难,应该将患者的情况详细告诉医师,最好能让患者与医师通话,能视频更好。如果行动困难,也可以间断与医师见面,让人代诉诊病时,代诉者一定要了解清楚情况,能说得明白、完整。

(四)咨询技巧

开完处方,经常有患者提出诸如此类的问题:"医师,你看我还需要注意些什么?""医师,我吃些什么对我的病有帮助?"……如果患者不多,医师或许能满足你的要求,如果有患者在等候,可能就没办法给你详细解答了。所以,咨询性的问题,最好事先做点功课,如果自己解决不了,可以请教医师,但范围不能大而笼统,不要连珠炮式的或反复颠倒提问,问题尽量具体明确,比如:我能不能吃辣椒?爬山对我适合不适合?选择患者少的时候详细咨询自然是明智的。

（五）养护结合

养是调养正气,因为任何疾病痊愈最后都是依靠自己力量取胜的,调养正气自然十分重要。护是保护,是护理,应避免一切有害的因素对我们造成新的损害。从日常生活中我们也可以体会到养护的重要性,一辆轿车,一双皮鞋,保养与不保养有宵壤之别。我们切不可以为,把自己的病交给医师便万事大吉了。对于胃病,有一句行话说"三分治,七分养",胃是需要天天工作的,如果我们每天仍旧饥饱不匀、嗜食辛辣寒凉、烟酒无度,即便是神医,也无能为力。在疾病治疗的任何阶段,养护都很重要,特别在后期更加突出,《黄帝内经》说:"大毒治病十去其六,常毒治病十去其七,小毒治病十去其八,无毒治病十去其九,谷肉果菜,食养尽之,无使过之,伤其正也。"意思是说,许多药都有一定的毒性,用到一定程度就可以了,最后可以靠食疗之类的办法来解决。养护的基本内容就是养生,可以参考第二章养生要旨部分,当然必须根据体质与疾病的不同而个体化。

（六）坚持与期望

除了少数急性病外,寻求中医帮助的患者,大约有两类,第一类是诊断明确的慢性病。第二类是体质性疾病,比如身体虚弱,原因不明的身体不适。一般而言,这些问题都不是可以速效的,即便是在短期内取得了明显的效果,也需要巩固,所谓"冰冻三尺,非一日之寒"。坚持治疗还有一个原因,医师对每一个新患者,都有从陌生到熟悉的过程,治疗方案也需要修正成熟,这种个体化的医疗方式正是中医的长处。因此,需要患者有耐心,慢性病的治疗时间少则以月算,长则以年计,不停地更换医师并不妥当。影响疗效的因素很多,病情的轻重、医师的水准、患者的配合、药物的质量等。疗效的出现常常难以预测,有时一个很难治的病,可能见效很快,也有一个相对简单的病反而进展缓慢的,这都考验医师与患者的耐心。有时,疾病的好转和治愈是在疗效的长期积累中逐渐发生的。一般而论,如果两三个月都不见任何效果,或者病情仍然进展,可以考虑换医师就诊。

(七)度过瓶颈

中药治疗有一种现象值得我们注意,在取得一定疗效后,常常会遇到瓶颈期,病情虽不发展,但也不见继续改善。对于多数患者而言,继续坚持治疗,积累疗效,可以使疾病得到进一步改善,此时不宜贸然放弃治疗。有不少患者有这样的经历,顽固的疾病,经过长期的治疗,在潜移默化中,不知不觉中好转甚至治愈,这种状况在西药治疗中很少看到。

（八）勿因噎废食

"是药三分毒"，许多人对长期服用中药有所顾虑。前面我们谈到了中药的毒性问题，总体而言，中药毒性较小，许多可用作食物的中药基本无毒，如果是汤剂，处方经过配伍和不断的调整，毒性可以大大降低。《黄帝内经》有句话"有故无殒，亦无殒也"，意思是说，药的作用是治病的，即便有毒性，也是针对疾病发生作用，不会伤害人体。这句话并非无稽之谈，精神病患者服用镇静安眠药的剂量比一般人来说大得惊人，但不会中毒，给出的解释是耐受性不同，这与《黄帝内经》的说法如出一辙。当然，我们没有理由忽视中药可能的毒性伤害，只要提高警惕，是完全可以避免的。总之，畏惧毒性作用不应成为治疗半途而废的理由。

（九）除根与共处

有的患者认为"西医治标，中医治本"，所以中医治病可以"除根"，这种理解是不全面的。中医强调"治病必求于本"，这里的本是指调节阴阳归于和平，并非中医可以让一切疾病永不再发。事实上，按目前的医学水平，无论中医或者西医，对许多慢性病都很难说彻底治愈，冠心病、高血压、肺气肿、肝硬化、萎缩性胃炎、慢性肾功能衰竭、糖尿病、类风湿关节炎、红斑狼疮……每个系统、每个脏器都可以举出若干难以治愈的疾病。中医治疗有时的确能获得奇效,但奇迹总是发生在少数病例身上,所以我们的期望值不能脱离现实,过高的要求会让我们因失望而丧失信心,那些夸张的虚假广告宣传绝对不能相信。我们可以将难治性疾病的预期目标分阶段逐步达成,这是一个可取的办法。第一阶段,达到症状减轻,提高生活质量的目的,原来使用的其他治疗方法可以保留。第二阶段,保持病情稳定的前提下,逐步减少其他有毒副作用的药物(主要指西药)。第三阶段,拟订一个安全有效的治疗方案,使病情保持稳定并逐步改善,不再使用对身体有伤害的药物。最后,坚持治疗与保养结合,取得稳固的效果。也许你能在不断的坚持中,期待"奇迹"的出现。

对于许多难于治愈的顽固疾病,与病和平共处,是我们值得考虑的态度。恶性肿瘤,或者我们常说的癌症是一个极端的,也是最值得深思的例子。现在,对癌的发生,已经不是物理、化学、病毒、突变致癌的简单理解,而是多步骤、多因素综合致癌的结果。实际上,癌的发生要经历许多的分子事件,这关系到一系列多基因突变的累积,免疫监视功能的丧失等众多环节,肿瘤的生成需要一二十年,甚至更长的时间。与许多慢性病一样,在癌症没有成气候的时候,是有不少机会阻止其发展的。可惜的是,在多数情况下,发现癌症时,根除的机会已经丧失。癌细胞是人体正常细胞的变异,我们几乎无法只打击癌细胞而不伤及人体正常细胞,这便是癌症难题的症结所在。西医有许多摧毁癌症的有力武器,但同时也摧毁了机体本身,血的教训数不胜数。从中医的观点看,癌的生成是邪正斗争的结果,制癌(正)的力量不能抗御生癌(邪)的力量,癌才能肆虐,扶正祛邪仍然是治疗的基本法则。在无法根治的情况下,一方面调养人的正气(中医比较适合),一方面去除邪气,用比较和缓的办法减少癌肿的病灶(西医比较擅长),许多人都做到了带瘤长期生存。慢性病与癌症有相似之处,有的能纠正,有的可能部分地纠正,所以我们需要有与疾病和平共处的思想准备,以一个平和的心境对待疾病反而有利于康复。

(十)保存病历,感受治疗,做好记录

健康档案,包括体检报告在内的各种检查结果、住院病历、出院记录和看病的那本门诊病历记录等,这些都是很重要的资料,需要我们注意整理保存。中医以门诊治疗为主,因此门诊病历显得尤其重要,古人称之为医案或脉案,它记载了你看病的全过程,对于你现在治疗的医师,以后治疗的医师或是再次发病时接诊的医师,都是极其重要的参考资料,绝对不要丢失。有的患者对病历很不重视,经常是找不到了再换一本，总是拿着新病历来看病，结果是治疗走弯路，甚至造成难以弥补的损失，吃亏的还是自己。病历记满了，常被丢弃，这是很可惜的，你很可能丢掉了重要的信息。

对于病历，我们不仅仅是被动地整理和保存，还要补充记载自己的感受，这是对治疗的反馈信息，很重要。特别是取得效果和有不良反应的地方，最好简要标注在病历中，为医师提供治疗参考。中医看病具有很大的艺术性成分，就像书画家的作品并不都是一个水平，有的作品达到最高境界，是独一无二的，中医也一样。我曾经用越鞠丸方治疗一例身体疼痛的患者，效果很好，且屡发屡验，这是一个很特殊的案例。我不敢说这代表了什么水平，只是在我的记忆中，尚无第二次类似的经验。对于该患者来说，这次的治疗经历就显得很可贵了，至少对今后再出现相同病症时是一个不可多得的参考。

老话说"久病成良医"是有道理的，其中的一个原因是患者对疾病及治疗的深切感受无人可比，因此能正确而迅速地修正治疗路线，积累治疗经验。与西医侧重用指标判断结果不同，中医主要从患者对治疗的反映来判断效果。如果患者能仔细体会治疗过程并与医师交流，无疑是对医师，也是对自己的巨大帮助。在这里，患者的自我感觉与检测指标都很重要，在上一章我们谈到两者在本质上是一致的，但又有区别，它们反映疾病的角度不同，变化的先后快慢不同，有时症状和指标的改善会不同步，应该综合分析，不要盲目片面地做结论。

（十一）避免过度医疗

超过需要的医疗服务就是过度医疗。包括过度检查、过度治疗与过度保健和过度护理，以前两者最为重要。过度医疗极其广泛，每个人都会遇到。过度医疗危害很大，在癌症的治疗中尤为突出。一种有巨大伤害的治疗方法，在已经看不到希望的情况下，在已经造成机体难以为继的情况下，仍然为着那虚幻的想象坚持着，最后是受尽折磨，人财两空，这是不值得的。

判断与避免过度医疗非常困难，但又很重要。对读者提如下建议：第一，对过度医疗要有警觉，应尽量避免。第二，搞好医患关系，不提过分要求。第三，恰当、合理地拒绝过度医疗。为同一目标的反复检查及重复治疗；漫无目标的检查及治疗；高消费；诱导性的医疗行为，需要注意。在你不明白的时候，一定与医生多沟通，尽量了解其合理性而后决定。听取知心可靠的医师朋友提供参考意见是很好的办法。第四，冷静对待宣传广告。

二、医患互动的医学模式

医学模式集中体现了医学理念和医疗行为的特征。西医历来有医学模式的提法,现在的医学模式叫做生物-心理-社会医学模式,比起原来的生物-医学模式来,考虑问题已经比较全面,也体现了对患者的关注,但仍然是一个以"医"为主体的医学模式。西医有一句话,叫做"患者的依从性",是指患者对于医疗措施的服从程度。当然,依从性越高越好。中医在医疗活动中是非常重视患者一方,甚至认为患者才是战胜疾病的真正主体,虽然医疗活动应该以医方为主导,但决不应该把患者置于被动与服从的地位,《黄帝内经》早就有"病为本,工为标"的教导。有人将人体-自然-社会心理定义为中医的医学模式,这当然突出了对人的尊重。无论中西医学,我以为都应该明确强调患者在医学模式中的重要性,可以考虑在医学模式前面加上医患互动四个字,其要点有四:① 充分尊重患者对疾病的自我感受,并纳入疗效评估的主要内容之一。② 充分尊重患者对医疗方式的选择权利。③ 尊重患者抗病主体的地位,享有医疗活动的参与权。④ 充分调动患者全部的抗病能力,不让患者付出得不偿失的代价。

强调医患互动与依从性的认识并无根本矛盾。很显然，越是尊重患者，使患者及其亲人对医疗行为的合理、必要性理解越深，越能让患者配合医疗措施。我想，提倡医患互动对提高医疗质量是有好处的，对密切医患关系是有帮助的。

第四节 中医小常识

一、选择剂型

中药制剂有不同的形态，适合不同情况选用。

（一）汤剂

汤剂就是用中药材加工成的饮片，一般用清水煎煮取汁服用，实际上就是中药的水提取物。《史记·扁鹊仓公列传》中，扁鹊治虢太子病就有"更适阴阳，但服汤二旬而复故。"的记载。汤剂是中药最古老的剂型，也是最常用的剂型。它最大的优点是灵活，医师可以根据病情随时调整处方，最大限度地体现辨证施治的特点，个体针对性强，而且吸收快，作用强。只要有条件，有耐心，汤剂可以作为我们的首选。

（二）颗粒剂

汤剂的最大缺点是麻烦，需要煎煮，不易携带，而且药总是不好喝的，这使人难以坚持长期服用。为了解决上述问题,曾经在剂型改革上想了许多办法,颗粒剂就是汤剂比较成功的替代品。颗粒剂也有不同的工艺,比如我们熟悉的板蓝根冲剂,是加糖调味的颗粒剂。我只推荐"单味中药配方颗粒",它是用符合炮制规范的传统中药饮片作为原料,经现代制药技术提取、浓缩、分离、干燥、制粒、包装精制而成的纯中药产品,一药一颗粒,因而可以如汤剂灵活配伍变化,冲服即可,便于携带保存。颗粒剂是按每味中药的特点设计提取工艺的,应该比汤剂更合理,比如有挥发成分的中药,颗粒剂能有效回收挥发油,低温的喷雾干燥等技术对保留中药有效性也有好处。按理,颗粒剂的效果应该优于传统汤剂,从实际应用的体会看,还不能得出颗粒剂效果优于传统汤剂的结论。第一,单味中药的成分也极其复杂,按已知有效成分设计的提取方法未必最佳,因为还有不少有用成分我们不知道。第二,中药饮片混合煎煮产生一些我们不知道的变化,而不同药味的颗粒剂一起冲服不大会发生新的变化。因此,颗粒剂与汤剂还是有区别的,孰优孰劣尚未定论。另外,颗粒剂的价格比饮片贵不少。随着颗粒剂的不断改进,有希望成为大家喜爱的优良剂型。

(三)酒浸剂

酒浸剂就是药酒,我国酒文化悠久,以酒制药在《素问·

汤液醪醴论篇》便有记载,醪醴就是酒。内服酒浸剂的主要优点有三,有酒有药的双重功能,酒能行药势,通经络,增强药力,此其一也;酒是一个很好的溶剂,可以溶入中药的有效成分,以利药效发挥,此其二;酒浸剂制作简单、服用方便、药性稳定,对于能饮者尤佳。酒浸剂最适合风湿病及有瘀血(如跌打损伤)的患者,有饮酒习惯的人,也可以采用补酒强身。但酒性毕竟辛热酿湿,故阴虚、火旺、湿热者不宜用酒浸剂。制作酒浸剂以非金属,易密封的容器为宜,诸如沙锅、瓦坛、瓷瓮、玻璃器皿等。将中药饮片(或粗粉)置于容器内,按药与酒(1~1.5):10的比例,加入50~60度白酒为宜,密封,浸泡两周以上即可取上清酒液或纱布滤过后服用。浸泡期间,可每日摇动容器以助药物成分溶出。初浸后的药渣,可视浸出效果再加适量白酒1~2次浸泡后服用。

(四)膏滋剂

丸、散、膏、丹、酒、露、汤、锭皆为中医传统剂型,膏剂在《金匮要略》中就有记载,这里只介绍主要用于滋补的膏剂,即膏方。滋补膏剂有市售的,如最常见的阿胶;也有广泛流传的,如固元膏。即便是滋补剂,也不是任何人都适合,所以最好的办法是请熟悉自己情况的中医师开具适合个人的处方。滋膏剂的首要功能是滋补,凡身体亏虚、老人、妇女、儿童皆宜,欲强身健体者亦可用之。治病是滋膏剂的第二功能,可以补治结合。冬藏,冬季是人蓄积精气的时刻,也是进补的最佳时间,一般立冬后便可开始。现在冰箱普及,滋膏的保存不成问题,如果需要,四季皆可服用膏剂。膏剂的最大优点,除滋补作用强外,就是服用方便,口感好,最麻烦的是制膏难。如果有药房或医院代为制膏,只需付款即可;如果必须自制,也并非无法办到。药膏其实就是浓缩的中药煎剂,制膏基本是两步,第一步是煎药,用大的煎煮容器将全部药材煎煮 3 次(参考煎药法),每次将药液以两层纱布过滤。第二步是浓缩,将全部过滤后药液纳入煎煮容器中煎煮,让水分自然挥发。开始可用大火,随着水分挥发,药汁渐稠,逐渐转至中、小火。当药汁变稠时,火宜小,并不断搅拌,以免糊锅。最后是收膏,当用勺提起稠汁,呈线状缓慢流下(嫩),或链珠状滴下时(老),停止加温,分装于清洁干燥瓶、罐中,自然冷却即呈膏状,密封,冷藏,备用,此为清膏。如果加蜜,则为蜜膏,在嫩膏时即可加入蜂蜜成膏。有的加阿胶、鹿胶或冰糖收膏,与蜜膏方法大致相同。根据身体状况和个人喜好选择制作清膏、蜜膏或用其他收膏剂,制清膏最难,但适应性最好。至于服用量,可根据处方药量、体质、服后反应等灵活掌握。

（五）中成药

中成药是以中药饮片为原料，按规定处方和标准制成一定剂型的药物。中成药种类、剂型繁多，按功用可将其分为三大类：第一，调补类，调在于调节功能，补在于补益虚损。这类药以补益的品种为多，或补中兼调，比如补肾的六味地黄丸、杞菊地黄丸、金匮肾气丸等地黄类制剂，以补脾胃的四君、香砂六君、补中益气等制剂。以调为主的，如调肝的逍遥丸，理气的四磨口服液等。此类制剂多根据传统理论和经验制成，有实践基础，可以在医师的建议下采用，也可根据自己的需求选用，服药效果为是否继续服用的主要依据。第二类是家居常用药。感冒是最常见的疾病，使用感冒中成药至少应分清寒与热，荆防颗粒、感冒清热颗粒（软胶囊）、正柴胡颗粒等用于风寒感冒，莲花清瘟胶囊、银翘解毒丸、桑菊感冒片等可用于风热感冒，暑湿感冒用藿香正气口服液（软胶囊），而小柴胡颗粒在出现寒热往来（一会觉热，一会觉冷）等症状时使用。咽痛是常见症状，金嗓子、西瓜霜等可常备。咳嗽也是经常困扰我们的症状，即便是感冒咳嗽，选准中成药也不容易，一定要辨证用药。我这里只能以外感咳嗽举例说明，风寒咳嗽可用通宣理肺丸、半夏止咳糖浆；风热用川贝系列如川贝枇杷糖浆；痰热用复方鲜竹沥液、急支糖浆；燥咳用蜜炼川贝枇杷膏等。对于腹泻,可以常备藿香类中成药如藿香正气水、藿香正气口服液、藿香正气胶囊,如见腹痛、大便时肛门灼热,加服黄连素片。另外,止痛膏、红花油、花露水、人丹之类都宜酌情备用。第三类是专病专药,比如缓解心绞痛的通心络胶囊、速效救心丸、麝香保心丸、复方丹参滴丸等。此类药品,尽量根据医师建议使用,对于自己应用熟悉的品种可酌情自行掌握。

对于中成药的使用,提四点建议:第一,根据医师建议选择,如果自我选择药物,尽量在辨证的基础上选用。第二,药品名称庞杂,同名未必同效,记住曾经用过有效的药名和品牌,可供下次参考。第三,注意产品说明书,特别是有无加用西药,据此合理推断药效和副作用。第四,中药并非完全无毒副作用,特别是长期服用时,应留心毒副作用。

中成药的优点是服用、携带、保存方便,剂型丰富,缺点如大锅菜,未必适合不同口味,如果病情复杂,成药效果不佳,还是早日就医为好。

二、煎药法

由于汤剂仍然是中药的基本剂型,煎药就成为许多患者需要面对的问题。我们的选项有二,一是代煎,二是自煎。卫生部、国家中医药管理局于 2009 年发布《医疗机构中药煎药室管理规范》，下面以该文件为主要依据介绍煎煮中药的方法。

（一）代煎

许多医院或药房有代煎中药的服务，只要交钱，便可帮你把药煎好，分装于袋中，贮藏、服用皆方便。代煎的最大优点是方便，方便贮存、方便饮用、方便携带，自动包装也较卫生。目前，代煎中药基本是采用煎药机，如果功能齐全（具备压力、微压、常压、低温提取、萃取、浓缩、包装功能），按照规范操作，煎药机煎出的中药应该能保证质量，甚至比自煎中药更好。但如果采用高压、高温，一次性简单煎煮，药液稀薄，效果则显然不够好。另外，对于处方中有先煎、后下、另煎等特殊要求的中药，煎药机不能办到。条件特别好的煎药室，也有如同自煎中药的设备，可以满足特殊煎煮中药的需要。所以，是否选择代煎，应先了解代煎机构的条件而后定。对于有条件的患者，我们一般仍建议自煎中药。

（二）自煎

1. 煎药器　质地以沙锅、陶瓷器皿为宜，也可用玻璃、不锈钢，容量应足够大，有盖。有的市售煎药器，使用很方便，可以选用。忌用铁、铜、铅、铝等金属容器煎药。

2. 冲洗与浸泡　待煎药物，无须洗涤，如确有泥土等脏污,只可快速冲洗,或弃而不用,过分洗涤将使成分流失。待煎药物需以达标饮用水浸泡,不少于 30 分钟(夏季不宜过长),以利于成分溶出。

3. 加水　煎煮开始时的冷水量一般以浸过药面 2～5 厘米为宜,头煎水量较多。花、草类药物或煎煮时间较长的药物应当酌量增水。

4. 煎煮时间　一般药物煮沸后再煎煮 20～30 分钟,先用大火,沸腾后用中、小火;解表类、清热类、芳香类药物不宜久煎,煮沸后再煎 10～20 分钟;滋补药物先用武(大)火煮沸后,改用文(小)火慢煎 40～60 分钟。一般二煎,滋补药亦可三煎,煎煮时间比第一煎的时间略短。煎药过程中须搅拌药料 2～3 次。不同煎次,药力有别,可酌情一煎一服,或末煎完后,将几次药液混合后分服。

5. 药汤量　儿童每剂一般煎至 100～300 毫升,成人每剂一般煎至 400～600 毫升。

6. 特殊煎法　先煎、后下、另煎、烊化、包煎、煎汤代水等特殊要求的中药饮片,当先行浸泡不少于 30 分钟,再按要求或医嘱操作:① 先煎药多为甲壳、化石、矿物类,应当煮沸 15～20 分钟后,再投入其他药料同煎(已先行浸泡)。② 后下药应当在第一煎药料即将煎至预定量时,投入同煎 5～10

分钟。③ 另煎药多为名贵药材,如人参、冬虫夏草、西洋参、鹿茸等,应当切成小薄片,煎煮约 2 小时,取汁。亦可研细冲服;另炖药应当切成薄片,放入有盖容器内加冷水(一般为药量的 10 倍左右)隔水炖 2～3 小时,取汁。此类药物如系复方药味,则所煎(炖)得的药汁还应当与方中其他药料所煎得的药汁混匀后服用。④ 溶化(烊化)药多为阿胶、龟甲胶等胶类,可以纳容器内隔水炖化,或以少量水煮化,再兑入同处方的其他药味煎成的药液中服用。也可在其他药煎至预定量并去渣后,将其置于药液中,微火煎药,同时不断搅拌,待需溶化的药溶解即可。⑤ 包煎药应当装入包煎袋(或纱布)闭合后,再与其他药物同煎。⑥ 煎汤代水药应当将该类药物先煎 15～25 分钟后,去渣、过滤、取汁,再与方中其他药料同煎。⑦ 对于久煎、冲服、泡服等有其他特殊煎煮要求的药物,应当按相应医嘱操作。

其他,药液不宜放置过久,自煎药液冷藏最好两日内服用,代煎袋装药液冷藏以不超过 7 天为宜。

三、服药法

(一)服药时间

决定服药时间的因素主要有:第一,便利,符合生活习惯,不容易被遗忘,如饭前、饭后;第二,减少服药的刺激,对于长期服用者尤其重要;第三,切合疾病变化规律。下面是一些常用的服药时间安排。

1. 饭后　胃中食物可减少药物对胃黏膜的刺激,故对胃肠有刺激的药物,胃肠功能欠佳的患者,长期服药的患者多宜饭后半小时左右服药。

2. 饭前　药物能迅速进入肠中并保持较高的浓度而充分发挥药效,健胃药,滋补药,脾胃功能正常而非长期服药者可选择饭前半小时左右空腹服药。

3. 睡前　安神药、涩精止遗药、缓下剂宜在临睡时服,并宜用浓稠头煎汤药睡前服,以调节药物发挥作用时间。

4. 特定时间　根据疾病周期决定,比如调经药可随月经周期安排,而阻止疟疾发作的截疟药宜在症状发作前2小时服用。

5. 无定时　解表发汗、利咽止痛等需及时起效的药剂,可根据需要不定时服用。

6. 服药次数　一般日服2～3次,分早晚或早中晚服用,以保证药物的持续作用。

（二）服药方法

1. 温服　汤剂一般宜温服,中成药用温开水送服。

2. 热服　解表发汗、温热性汤药可偏热时服用。

3. 冷服　寒凉性汤药可偏凉时服。

4. 调味　幼童或不耐药味者,服汤药可酌情加糖少许。

5. 止吐　由于药性寒凉或药味刺激,服汤剂发生呕吐时,可待药液偏凉,或加生姜汁数滴服用。

中成药如有特殊要求,按说明书服用。

（三）服药忌宜

1. 一般禁忌　忌食生冷、油腻、辛辣、腥臭等刺激性食物。

2. 凉药忌温　服凉血、解毒、平肝、润肺、明目等寒凉药物时,忌酒、蒜、可乐、咖啡、辣椒、羊肉等辛温刺激之品。

3. 温药忌寒　服用温经、补阳、祛寒等温热药时,忌食冷饮、生梨、螃蟹、柿子、竹笋等寒凉之品。

4. 忌与茶同饮　为避免茶中的成分影响中药作用的发挥,不要用茶水送服中成药,服汤药与饮茶也需要相隔半小时左右。但茶也是一味中药,与你服的中药可能存在协同和拮抗的关系,这就需要具体分析了。

更多的禁忌,请参考忌口内容和专门著作。

服发汗解表药后,宜多喝热开水或食热稀粥,服后应安卧,以助药力,促使汗出。

四、治病需好药

药材质量的好坏对治疗效果产生很大影响。现在,替代品、假冒品、劣质品中药并不少见,有的不仅影响疗效,甚至有害。因此,我们应该到信誉好的药房、药店去购买。凡肮脏、杂质多、霉变、虫蛀、外观粗劣的中药材,不要购买,但不能把正常的炮制当作不洁,比如炒焦、土炒等。没有识别能力,千万别买地摊货与旅游景点小贩推销的药材。

五、服药反应

（一）毒副反应

常言道:"是药三分毒",这是有道理的。严格地讲,任何药物都有其毒性的一面,药理与毒理是一对双胞胎。我们知道,即便如糖和盐这样的基本食物,在一定条件下也是有害的。所以,中药有毒、副作用便不足为奇了。

1. 相对安全　中医从来重视药物的毒性,《神农本草经》就有无毒、有毒、多毒的描述。相对西药而言,中药的毒性较小,我们已经有多次探讨,现在小结一下:第一,中药以复杂成分入药,比起单一成分的毒性往往明显减弱,中药复方可以通过配伍来减少毒性。第二,中药加工炮制可以减毒、去毒。第三,辨证施治使某一味中药的使用时间不会太长,蓄积中毒的机会减少。第四,有的中药本身就是食物,属无毒或毒性极弱。第五,毒药在准确针对疾病使用时,往往发挥其治疗作用,而毒性作用并不明显。第六,中药基本上采用口服,注射使用的很少,口服当然相对安全。

2. 重视毒性　从另一方面看,又应该重视中药的毒、副作用,不要以为中药比较安全,便可高枕无忧。首先必须分清毒性的大小来使用,《黄帝内经》有"大毒治病十去其六,常毒治病十去其七,小毒治病十去其八"的名言,是我们必须遵守的规矩,绝对不要过量、过久地使用有毒中药。中药中毒,大致可分为急性与慢性两类,急性中毒容易引起重视,慢性中毒是更应该警惕的事件。附子回阳救逆、补火助阳、散寒除湿,临床功效卓著,是不可替代的一味常用、重要中药。但附子、乌头一类中药,含有乌头碱,乌头碱既是这类药主要的有效成分,也是毒性成分,但经过如法炮制,毒性会大大减低,如果再经久煎,乌头碱水解为毒性大为降低的生物碱,而且有效性不受影响。中医师只要按规定用药,附子、乌头是不会发生毒性反应的。如果再谨慎一些,医师可以向患者特别交代用药方法:附子、乌头应该久煎,服药后一旦出现口麻、心慌中毒的早期症状,马上停药,如不能缓解,应该就近就医。如此,可完全避免不良事件发生。类似乌头碱中毒的事件是急性发生的,而慢性中毒的发生则隐袭,不易发现,有可能损害内脏,特别是肾脏与肝脏。比如马兜铃酸具有肾毒素,也有致癌毒性,中药马兜铃、青木香、广防己、寻骨风、细辛、关木通等都属马兜铃科,不同程度地含有马兜铃酸,其中细辛为常用中药。这里要特别说明,细辛主要用于治疗疼痛和咳喘,也是一味疗效特异的中药。中医对细辛的毒性早有认识,因此有"细辛不过钱(3 克左右)"的告诫,但细辛的主要毒性并非马兜铃酸,而是黄樟醚等挥发油成分,在常规煮沸30 分钟后挥发油已经很少,细辛入煎剂用量 1.5～9 克,研末服为 1～3 克,应该是安全的,对临床使用细辛不必太过敏感。长期、大量服用含有马兜铃酸的中药,无疑是有害的,由此可以酿成肾衰。中医药界虽然对马兜铃酸的肾毒性是知道的,但没有引起足够的重视。在世纪之交,由于长期服用含马兜铃酸的中药而发生肾衰的病例被境外报道,酿成轩然大波,甚至出现"马兜铃酸肾病""中草药肾病"的医学名词,发展成马兜铃酸事件,一大批中药、中成药被某些国家、地区禁止,其中不乏效果很好的中药,婴儿就这样和洗澡水一起被倒掉了,这使得中医药的国际化蒙上了厚重的阴影。我们看看西药的使用说明书,肝毒性、肾毒性,甚至更严重的毒性比比皆是,但是说清楚了,反而会被理解和接受,这是很值得我们反思和借鉴的。其实,复方应用含马兜铃酸的药物,比单味药,比单一成分的毒性小得多,只要加以重视,避免毒性伤害是不难的。与此相反的例证是前面第四章谈到的剧毒药砒霜治疗白血病的事例,张亭栋因此还获得"生命科学杰出成就奖"。

总之,我们对中药毒性问题应该有清楚的认识:首先是中药毒性相对较低,对于使用千百年的常用中药和中成药应该给予信任。第二是避免中药毒性,中药汤剂应随病情加减变化;长期、连续服用某一中成药时警惕有毒成分;使用规范、合理煎煮、不超量服用。只要我们重视,中药的毒副作用是可以避免的。

（二）瞑眩状态

是指头昏目眩、眼睛睁不开的状态,《尚书》有"若药不瞑眩,厥疾弗瘳。"的记载。意思是说,对于顽固的疾病,一定用猛一点的药治疗,服用后,会有些反应,这是药物起作用的好现象。临床上,典型的瞑眩状态并不多见,但各种轻微的药物反应还是有的,比如肢体疼痛比原来重些,继续服药就减轻或消失了。我们应该分清药物的正常反应和毒副作用,自己把握不住时可请教医师。

六、关于忌口

忌口是指人们不该吃某些食物,若吃了就会对健康不利。中医有"药食同源"的理论,认为药与饮食物无绝对界线,饮食亦有四气五味,也有类似药物的作用,只是平和而已。因此,饮食对人就有相宜和禁忌的问题。忌口不是中医的专利,西医也讲究忌口,糖尿病忌糖、高血压忌盐,如此等等。总之,忌口有道理,忌口是必要的。中医讲忌口主要有三方面的内容,因药、因病、因人而忌,内容十分广泛,这里只举例简单说明。

(一)因药忌口

在前面服药方法中服药忌宜已经简单谈到了,主要是指不宜食用妨碍药物起作用和与药性相反的食物。除了上面已经讲过的内容,还有不少禁忌。比如人参大补元气,而萝卜是消气的,所以大家都知道,服参忌萝卜,特别是生萝卜。同样的道理,如果服用健胃理气药时,就不能食用滞气、滋腻的食物,比如糖、豆类、红薯、肥肉等。

(二)因病忌口

主要有两个方面,第一是忌有害食物,指特定疾病忌食特定的食物。比如动脉硬化忌高胆固醇、肥腻食物,痛风忌啤酒、海鲜，肝硬化忌酒，水肿忌盐……这是我们一定要遵循的。这方面的知识，医师应该向患者交代，患者还必须花功夫详细了解，坚决执行。第二是忌发物。发物是指容易诱发某些疾病（尤其是旧病宿疾）或加重已发疾病的食物。第一类发物多是一些富于营养的高蛋白质食物，比如传统发物中鲤鱼、无鳞鱼、虾、蟹、公鸡、牛肉、羊肉、猪头肉等属于此类。从西医的观点看，它们可能含有致敏物质或异性蛋白质，容易成为致敏原。第二类是传统的植物性发物，比如葱、蒜、韭菜、香菜、茴香、春芽、笋、菌菇、酒等辛香刺激食品，它们可能对疾病造成影响。对于发物，应当重视，但不能盲从。被称为发物的食品很多，多到让人没法选择可用食物的地步，我们能做的是，结合自己实际情况，挑选出与自己有关的部分。如果你有皮肤病、过敏性疾病、反复发作性疾病，或者你的体质敏感，耐受力不强，应该多留意发物对你的不良影响。对于似是而非的发物，不必太在意，可以通过实际体验得出结论。总之，承认发物的事实和道理，确定与自己相关的食物，加以回避。

（三）因人忌口

指忌食不适合自己体质的食物，比如阴虚阳亢体质不宜温热香燥食物，忌姜、八角、茴香、桂皮、花椒、胡椒、羊肉、狗肉之类;阳虚有寒体质不宜生冷,忌冷饮、西瓜、梨、柿、蟹之类;脾弱内湿者忌滋腻碍胃,如饴糖、糯米、薯类、猪肉等……

面对众多的忌口说法,我建议坚持两条:第一信,全不信你会吃苦头的。有的痛风患者,不相信忌口那一套,理由是:这不吃,那不吃,活着有什么意思!结果是,痛风不断发作,吃药也不管用。不断的疼痛有什么意思?如果发生并发症就更没意思了!第二不全信,全信就没法过日子。这就是说,要搞清楚自己忌口的范围。原则好定,操作很难,可以分级处理。第一级,绝对禁忌。食物造成的影响明显而迅速,最好别碰,比如痛风忌啤酒、贝类海鲜;青春痘(痤疮)避免辛辣油炸食物。第二级,相对禁忌。食物对你的影响确定无疑,但比较和缓,应当忌口但不必过于严苛。比如高血压患者忌高盐,每日摄入 6 克以内,但偶尔一次吃咸了不会有明显后果;阴虚体质不宜食姜,但用少量调味未必不可。第三,参考禁忌。对于缺乏事实根据、医学根据,仅属民间流传的忌口,可供参考。一般身体越好,禁忌越少,身体孱弱,多加注意,最后的办法是亲身品尝体验决定。

七、针与灸

《史记·扁鹊仓公列传》中有这样的描述,当扁鹊认为齐桓侯病已不治时说:"疾之居腠理也,汤熨之所及也;在血脉,针石之所及也;其在肠胃,酒醪之所及也;其在骨髓,虽司命无奈之何。今在骨髓,臣是以无请也。"后五日,齐桓侯体病,使人召扁鹊,扁鹊已逃去,齐桓侯遂死。这里的针石就是指演变成今天的针灸,虽然古代针灸很发达,但针灸还是有他的适应证的——病在血脉。针灸是一专门学问,这里只简单谈谈它的特点、适应证,再就是说说我们可不可以自己做点简易的针灸疗法。

针灸术建立在经络学说基础上,是我国的独创。它最大的优点是安全,还有简、便、效、廉的特点,所以它成了中医药走向世界的先锋。从广义上讲,针灸可以治百病,但如扁鹊所说,它只能达血脉,也就是说治疗深层次疾病时有局限。另外,针灸作用的持久性也有局限,针灸肯定不是万能的。我们将针灸治疗的疾病分成三类:一是针灸擅长的疾病,如各种痛症、体表筋肉和五官的疾病、某些内脏疾病(以消化系统为多),另外某些突发性疾病的应急处理。二是适合综合治疗的疾病,就是说针灸需配合中药治疗,如咳嗽、心悸、眩晕、胃疼、便秘、血尿、月经失调等,这类疾病最为广泛。三是作用欠佳的疾病,比如严重的感染,心、肝、肾、肺等内脏功能衰竭,肿瘤等。必须注意的是,针灸疗效与医师个人医术高低的关系是很大的,不能一概而论。

　　非专业人员掌握一定的针灸技术是完全可能的,针比较困难,灸比较容易,首先都得掌握取穴。针,可用指针、耳针、梅花针等。指针是指用手指按压头面、四肢为主的穴位,代替针刺治疗的方法,对应急处理很有用,比如牙痛压合谷,腹痛压内关、足三里。耳针,可以王不留行子或菜籽用胶布贴在耳穴上,以耳部压痛点取穴最简单,定时按压刺激即可。梅花针是安全易于操作的针法,只要有一枚梅花针,不需要准确的取穴,在相应部位敲打就行。灸法很安全,容易掌握,有艾条就可以,买上灸具操作就更简单。灸是温热刺激,以补益散寒为主,有时间的中老年人,建议多采用保健灸。

八、推拿与火罐

　　推拿与针灸的原理相近,特别适合治疗运动系统疾病,但小儿捏脊等也能治疗内脏疾病。推拿在于手法,好坏差异很大,好的推拿医师可以为我们解决很多痛苦。腰椎间盘突出是常见顽症,哪怕是在突然发生的急性阶段,好的推拿可以让你立即轻松,而错误的操作可能让你的病情加重,甚至出现严重后果。所以,诊断清楚是前提,选择医师很重要。当然,一般而论,推拿是很安全的,也让人感觉舒适,这也是推拿按摩店很多的原因。个人掌握一点推拿按摩的技术完全可能，为家人解决一些小伤小病没有问题，但需要做到心中有数。

火罐是居家常用的疗法，简单、方便、安全。火罐的基本道理就是负压吸引，靠刺激穴位及局部组织来治疗疾病。火罐的材质不同，造成负压的方法也不一样。火罐口一定要圆钝光滑，密封效果好，不要太重，透明罐的好处是便于观察。形成负压的方法有多种，最常用的办法是用闪火将罐内的氧气消耗后，立即盖在皮肤局部，所以叫火罐。现在有真空拔罐器，操作更为简便。火罐主要适用于肢体关节疼痛，咳喘等也可应用。选择肌肉丰厚的部位拔罐安全而易操作，避开凹凸不平、皮肤病变、血管、重要器官等，拔罐后注意皮肤保护。所谓印色反映，比如局部的瘀紫、水泡、罐内水分等，代表病邪被拔出等说法，可信度不大。"印色"主要与负压的大小、留罐时间的长短有关，与局部组织的状况可能也有关系。建议自己操作者不要用过大的负压和过长的时间，一般15～20分钟即可取罐，以温和刺激为好，也不宜在同一部位长期、反复地拔罐。

针灸、推拿、火罐以及刮痧等外治法都是简便、安全、有效的办法，掌握得当，可以给我们带来诸多好处。

九、关于中医奇迹

经常听到中医奇迹的事,也经常有患者当面夸奖中医真神奇。对于奇迹,得弄清楚两方面问题,一是什么样的奇迹,一是有多大可能性。医学的确是有奇迹的,癌症自愈肯定是奇迹,这是顽强的生命力创造的奇迹;凌锋医师成功救治刘海若是医学的奇迹;连胜文被子弹穿颅而过,不但活着,还能竞选台北市长,这是机缘巧合的奇迹。中医也有奇迹的,比如我治疗过一例老年疑难病症,患者突然出现大块的肺部阴影,只是采用单纯中医治疗,以后病灶稳定、缩小,至今10多年了,生活得不错。从医学的角度看,这个病例有些不可思议,也可以算是一个小小的奇迹吧。我知道,很多临床医师都有创造奇迹的经历。但这种奇迹总是概率极低,很难再现,是可遇而不可求的。

另外一种所谓"奇迹"倒是比较常见,那就是西医棘手的问题,中医可能有办法。比如间歇性房颤,西医处理很棘手,中医可以让你病情好转,或者很少发作,生活质量大为改善。又比如耳鸣,你可能得到过这样的回答:"没有什么好的办法,聋了就不会耳鸣了。"听起来实在让人生气,你可以找中医寻求帮助,有可能减轻症状或者中止。由于中西医是互补的,西医无能为力的,中医未必无效;中医体系为每个医生留下了自由发挥的广阔空间,这个中医不行的,另外一个未必不行。

总之,中医"奇迹"是有的,但要避免因追求"奇迹"而陷入虚假的圈套。

十、祖传与偏方

现在祖传的宣传少了,这是一件好事。中医讲究传承,祖传当然不错。然而中医更讲究学习、领悟和实践,所以说老子英雄儿未必好汉。对于简单疾病或规范性的操作,传承可能起到较大作用,但对于占多数的复杂性疾病问题,必须要通过自身的刻苦努力,所谓"师父领进门,修行在各人。"对于家传,我还是有点发言权的。家父是中医,曾是中华民国中央国医馆的成员,一生业医。我自幼喜欢数理化,与中医格格不入。阴差阳错的命运,使我以中医为业,回想起来,家学对我最大的影响是让我看见了中医的实效,所以我对于中医有信心,没有轻视和偏见。至于继承什么秘方、绝技,根本不存在。我观察周围名医的后代,他们医术的养成,主要还是靠自己学习。所以,对于打着祖传招牌的,得小心。

与祖传的道理差不多,植根于群众实践基础上的中医药,曾经在民间有许多宝贝。但从现实的眼光看,确实掌握一技之长的民间人士,以及尚未发现的民间宝贝是有,但不会很多,轻信偏方是会吃亏的。

十一、网络与媒体

在信息社会的今天,关于医学的信息不是太少,而是泛滥。中医药方面的信息,鱼龙混杂,良莠不齐,乱七八糟的东西都可以与中医扯上关系,大家应该睁大眼睛。首先要选择权威的、非盈利的信息来源,然后就是开动脑筋思考,最后是请教你熟悉而可靠的医师,相信"谣言止于智者"这句话。

十二、医药不是时髦

由于信息的发达,加上对健康的渴求,人们常常会陷入盲目跟风的漩涡。鸡血、红茶菌、甩手、元气带、固元膏、三伏贴等,都流行过,或者还在流行。这些方法,有的已经证明对健康有害,如鸡血疗法;而多数虽然有用,但未必人人都适合,对于夸大的效果是不能相信的。医疗是高技术活,不能抱有赶时髦的心态。

结　　语

　　环顾人类早期的文明,都是在摆脱了鬼神的枷锁后创造的。那时,人类崇尚自然,把自己摆在天地之间,是宇宙的一部分,看问题都是从天地宇宙的大观念出发,再向细微深入,是一种从上往下看的方法,带有很强的哲学意味。老子就说:"人法地,地法天,天法道,道法自然。"总而言之,天地宇宙间,人不是至高无上的。古希腊诞生了新的思维方式,摆脱了形而上学,只承认实在的物,于是人们立足于看得见,摸得着,从细微出发来看待宇宙自然,发展成了今天的科学体系,这是一种从下往上看的方法。科学主宰着人类的方方面面,常常忽略自然的存在,日益趋向于建立一个人造的世界,科学的巨大光芒几乎彻底笼罩了人类由上往下看的目光。但是科学这把无往不胜的双刃剑,在人类贪欲的驱使下,不断挑战自然,试图逾越底线,也越来越令人心生畏惧。于是人们又开始呼唤回归自然,又想起了辉煌的古代文明。直接从东方古代文明延伸而来的中医,承继了从整体到细节的认知方式,形成了有效的体系,在人体生命这个最高层次、最复杂的领域里,仍然发挥着难以取代的作用,这是一件了不起的事。今天,科学体系中整体论、系统论的种子正在发芽,原始整体论的中医为我们提供了一个有生命的样本。值得我们十分关注的是,现代整体论思想是在还原论基础上生长出幼芽的,人们有理由相信,自然主义与改造自然,整体论与还原论的碰撞会产生新的火花。"不识庐山真面目,只缘身在此山中。"当人类站得更高,看得更远的时候,现在的两座山便不再是鸿沟相隔了,汇聚的时刻即将到来。到那时,我们将迎来一个崭新的医学,人们会生活得更加美好!

附　录

附录一　西医、中医与系统医学

系统医学是近年提出的新概念，就是系统论在医学中的应用。系统论是老三论中之一，由于现代新理论的不断涌现，所以这里说的系统论已经融入了其他新理论的某些观点。系统医学可以说是医学、哲学和科学家们正在探索的医学新方向，代表着未来，可能是医学发展的目标。这里，我对西医、中医和系统医学进行一个简单的比较，但我深知自己学识有限，特别是对于系统论知之甚少，错误难免，仅供参考。

一、对人体的基本理解

西医：认为人体是从受精卵开始，然后分裂发育成人体，干细胞起了很大作用。细胞是构成人体的基本单位，组织、器官、系统直到整个机体都是细胞搭建而成的。结构支撑了相应的功能，所以，我们有了运动、呼吸、循环、消化、泌尿、神经、内分泌等系统，它们构成了一个统一的有机体。人要生活，必须从外界得到物质/能量的补充，以便维持以化学、物理变化为基础的生命活动，这就是新陈代谢的基本含义。脑是产生精神活动的器官。

中医：认为人是从父母之精开始的，这个原始的精发育成了人体，"人始生，先成精，精成而脑髓生……"（《黄帝内经》）。人出生后还须从饮食物吸取后天之精，以生气血，从而获得补充。人以五脏为核心形成五大功能系统，精、气、血、津液充满其间，经络加强联络，形成一体，并以阴阳五行的规则运行。有形之精与无形之气相互化生，神因精气而生，神又驭气控精，三位一体，是生命的集中体现。人为自然的产物，处天地之间，亦与自然融为一体。

系统医学：认同西医对人体结构与功能的认识，但有不同的理解，认为人是一个整体不等于部分之和的复杂的生物开放巨系统。系统有层级高低的区别，系统中还有子系统，但系统仅以整体来呈现，一旦形成新系统，作为元素的次级系统特性将灭失，被整体特征所取代，这是不可以被还原的。我们可以用一个比方来说明，两个氢原子和一个氧原子结合生成水后,氢与氧的属性完全消失,只表现水的特性。维持系统整体的约束力来自组成系统各元素间的紧密关系,而不是背后的实体。最高层级是意识,精神是系统的整体属性,对人体有支配的地位,这显而易见。

二、对健康的理解

西医:各种结构与功能生理指标的正常。

WHO认为:健康就是在身体上、精神上、社会适应上完全处于良好的状态,而不是单纯的指无疾病或病弱。这是西医对健康的最新和权威的解释,比之以往,增加了心理和社会的标准,但最根本的还是没病。那么什么是没病呢?很显然,是各种结构与功能生理指标的正常,而这些指标来源于大量正常人群的统计均数。

这种正常生理的保持,在于机体所具有的免疫功能、修复机制,总之是一种抗御能力、纠错能力。

中医:阴与阳保持动态的相对平衡。

人体的整体与各层次,各部分的阴阳关系保持动态的相对平衡。而这种平衡的保持,来源于阴阳的自和能力,从根本上讲,仍然是由于阴阳既对立又相互依存决定的。另外,也来源于五行生克制化的规律,因此也包涵了人体与外环境的和谐。

系统医学：系统内合理关系的保持，机体处于内环境良好的健康稳态。

良好内环境的存在和保持——健康内稳态是生命的基本需要，也是健康的标准。系统元素间的关系就是约束力，关系越紧密，约束力越强。而这种关系的保持在于反馈机制，特别是负反馈。反馈，是系统的输出反过来变成输入，形成一个封闭的循环。能起到加强作用的是正反馈，起到削弱作用的是负反馈，负反馈使系统能保持在一定的状态内不变。由于系统的复杂性，内稳态也是一个相互关联的集合。

三、疾病与死亡

西医：疾病是机体的结构或功能受到损伤，表现为检查结果的异常。生命的终结是死亡，现在以脑死亡——全脑功能不可逆性的永久性停止为判断标准。

中医：疾病是人体阴阳动态平衡失调，表现为临床证候。如果阴阳失去维系便是死亡——"阴阳离决，精气乃绝。"

系统医学：人体发生一个或多个内稳态偏移便是疾病。

系统发生总崩溃为死亡。

反馈是保持内稳态的调节机制,如果反馈调节受到致病因素影响,内稳态会偏离健康稳态,当致病因素与内稳态偏离处于线性关系时,仍然可以建立新的稳态,调节处于代偿阶段,修复机制也将发生作用,疾病可能迁延或者康复。如果偏离正常的内稳态扩大,疾病将发展。如果病变与内稳态的偏离进入非线性状态,超越突变点,任何机制将无能为力,最后发生系统的崩溃,生命终结。

四、治疗干预

西医:以正常指标为标准,使用治疗手段(药物、手术等)纠正失常的功能和结构。治疗的对象是表现为异常指标的"病",相同的病采取相同的治疗原则,强调外力干预的重要性。

中医:使用治疗手段(中药、针灸等),针对不同个体的阴阳失衡进行调整,使之恢复其相对平衡。治疗的对象是阴阳失调的人体状态,强调治疗的个体针对性和"正气"在治疗康复中的重要作用。

系统医学:使用干预手段,保全患者内稳态及其结构稳定性。

不同个体,内稳态全集并不一致,干预目标亦有区别,必须针对个体处理。统计出来的一切数据和规律,只能作参考。

必须调动和尊重人体的代偿自愈机制,尽量不予扰乱。

疾病是一个动态过程,必须分清主次、先后、缓急,给予符合个体当下的干预措施,不能追求干预越强越好和一步到位。

坚决避免过度治疗,矫枉不能过正。

从上面的简单梳理,我们大致了解了西医、中医与系统医学的观点,也能看出其中的异同点。中西医基本是两个体系,在疾病观的总体看法上系统医学与中医比较接近,而在解剖生理和病理方面与西医差不多,但在治疗上与中医的观点相似。

系统医学仍然处于概念阶段,见解也不尽一致,前景尚未明朗,但总是让我们看到了一个新的,值得探索的方向。

本短文是个人的一点体会,主要参考了凌锋医师等编写的《现代医学的困惑》一书,谨致谢意!不当之处,个人负责。

附录二 《大医精诚》摘要

唐代孙思邈《备急千金要方·卷一》有"大医精诚"一文,

原文较长,故摘其论医德的主要内容如下:

学人必须博极医源,精勤不倦,不得道听途说,而言医道已了,深自误哉。凡大医治病,必当安神定志,无欲无求,先发大慈恻隐之心,誓愿普救含灵之苦。若有疾厄来求救者,不得问其贵贱贫富,长幼妍媸,怨亲善友,华夷愚智,普同一等,皆如至亲之想。亦不得瞻前顾后,自虑吉凶,护惜身命,见彼苦恼,若己有之,深心凄怆,勿避险巇,昼夜寒暑,饥渴疲劳,一心赴救,无作功夫形迹之心。如此可为苍生大医。反此则是含灵巨贼……其有患疮痍下痢,臭秽不可瞻视,人所恶见者,但发惭愧、凄怜、忧恤之意,不得起一念芥蒂之心,是吾之志也。夫人医之体,欲得澄神内视,望之俨然,宽裕汪汪,不皎不昧,省病诊疾,至意深心,详察形候,纤毫勿失,处判针药,无得参差。虽曰病宜速救,要须临事不惑,唯当审谛覃思,不得于性命之上,率尔自逞俊快,邀射名誉,甚不仁矣。又到病家,纵绮罗满目,勿左右顾眄,丝竹凑耳,无得似有所娱,珍馐迭荐,食如无味,醽醁兼陈,看有若无……夫为医之法,不得多语调笑,谈谑喧哗,道说是非,议论人物,炫耀声名,訾毁诸医,自矜己德。偶然治瘥一病,则昂头戴面,而有自许之貌,谓天下无双,此医人之膏肓也……所以医人不得恃己所长,专心经略财物,但作救苦之心,于冥运道中,自感多福者耳。又不得以彼富贵,处以珍贵之药,令彼难求,自眩功能,谅非忠恕之道。

附录三　既是食品又是药品的物品名单

《卫生部关于进一步规范保健食品原料管理的通知》(卫法监发[2002]51号)

丁香、八角茴香、刀豆、小茴香、小蓟、山药、山楂、马齿苋、乌梢蛇、乌梅、木瓜、火麻仁、代代花、玉竹、甘草、白芷、白果、白扁豆、白扁豆花、龙眼肉(桂圆)、决明子、百合、肉豆蔻、肉桂、余甘子、佛手、杏仁(甜、苦)、沙棘、牡蛎、芡实、花椒、赤小豆、阿胶、鸡内金、麦芽、昆布、枣(大枣、酸枣、黑枣)、罗汉果、郁李仁、金银花、青果、鱼腥草、姜(生姜、干姜)、枳椇子、枸杞子、栀子、砂仁、胖大海、茯苓、香橼、香薷、桃仁、桑叶、桑椹、橘红、桔梗、益智仁、荷叶、莱菔子、莲子、高良姜、淡竹叶、淡豆豉、菊花、菊苣、黄芥子、黄精、紫苏、紫苏子、葛根、黑芝麻、黑胡椒、槐米、槐花、蒲公英、蜂蜜、榧子、酸枣仁、鲜白茅根、鲜芦根、蝮蛇、橘皮、薄荷、薏苡仁、薤白、覆盆子、藿香。

2015年3月13日国家卫生与计划生育委员会发布《按照传统既是食品又是中药材物质目录管理办法》的征求意见

稿,新增15味既是食品又是中药材的名录：人参、山银花、芫荽、玫瑰花、松花粉(马尾松、油松同属种植物)、粉葛、布渣叶、夏枯草、当归、山奈、西红花(藏红花)、草果、姜黄、荜茇。与前公布的86味中药合计为101味。以上物品其安全程度较高,对于养生有特殊意义。